Die Organuhr

Prof. TCM (Univ. Yunnan) Li Wu

Die Organuhr

Leben im Rhythmus der Traditionellen Chinesischen Medizin (TCM)

Haben Sie Fragen an den Mankau Verlag?
Anregungen zum Buch?
Erfahrungen, die Sie mit anderen teilen möchten?

Besuchen Sie unsere sozialen Netzwerke:
www.mankau-verlag.de

Bibliografische Information der Deutschen Nationalbibliothek
Die Deutsche Nationalbibliothek verzeichnet diese Publikation in der Deutschen Nationalbibliografie; detaillierte bibliografische Daten sind im Internet über http://dnb.d-nb.de abrufbar.

Prof. TCM (Univ. Yunnan) Li Wu
Die Organuhr
Leben im Rhythmus der Traditionellen Chinesischen Medizin (TCM)
10. bearb. Aufl. 2026 (2014[1,2], 2015[3], 2016[4], 2017[5], 2020[6], 2021[7], 2022[8], 2024[9])
ISBN 978-3-86374-144-0

Mankau Verlag GmbH
Pfarrgasse 1, D-82497 Unterammergau
kontakt@mankau-verlag.de
Im Netz: www.mankau-verlag.de
Soziale Netzwerke: www.mankau-verlag.de/forum

Redaktion: Friederike Lutz, München
Lektorat: Julia Feldbaum, Augsburg
Endkorrektorat: Susanne Langer M. A., Traunstein
Umschlag: Andrea Barth, Guter Punkt GmbH & Co. KG, München
Layout Innenteil: Sebastian Herzig, Mankau Verlag GmbH
Illustrationen: Grafikstudio Heike Brückner, Regensburg (80, 81, 85, 90, 95, 99, 100, 104, 108, 112, 116, 121, 125, 126, 127, 131, 132, 164, 167), Thomas Pelletier, Saarbrücken (36, 79, 80, 84, 88, 89, 94, 98, 103, 107, 111, 115, 119, 120, 124, 125, 130, 131)
Druck: Druckerei C. H. Beck, Nördlingen
Energ. Beratung: Gerhard Albustin, Raum & Form, Winhöring

FSC www.fsc.org
MIX
Papier | Fördert gute Waldnutzung
FSC® C019821

Wichtiger Hinweis des Verlags:
Die Informationen und Ratschläge in diesem Buch sind sorgfältig recherchiert und geprüft worden. Dennoch erfolgen alle Angaben ohne Gewähr. Weder Autor noch Verlag können für eventuelle Nachteile oder Schäden, die aus den hier erteilten praktischen Hinweisen resultieren, eine Haftung übernehmen. Die vorgestellten Hilfestellungen und Therapievorschläge sollen den Besuch beim entsprechenden Facharzt, Psychologen oder Heilpraktiker nicht ersetzen, sondern ergänzen.

Inhalt

Einführung: Der zivilisationskranke Mensch

Der Mensch im 21. Jahrhundert hat sich seinem natürlichen Lebensrhythmus immer weiter entfremdet. Unsere Tagesplanung wird häufig nicht mehr durch den natürlichen Tag- und Nachtrhythmus, den Takt, den die Sonne uns vorgibt, oder selbst den jahreszeitlichen Wechsel bestimmt, sondern strukturiert sich durch eine Vielzahl von Verpflichtungen und drängenden Aufgaben, denen der Alltag täglich neu angepasst werden muss.

Ob im Berufs- oder Privatleben, bei Tag oder Nacht, jederzeit muss man erreichbar und verfügbar und am besten gleich im Sauseschritt unterwegs sein. Schließlich bringt man andere durch nichts mehr an den Rand der Verzweiflung als durch Langsamkeit.

Häufig gibt es nur noch wenige Momente, in denen man wirklich zur Ruhe kommen und Atem holen kann. Und auch wenn der Seele ein vertrödelter Tag hin und wieder guttut, das chronisch schlechte Gewissen macht den Erholungseffekt schnell wieder zunichte.

Viele Menschen fühlen sich deshalb im Dauerstress, sind gehetzt, überreizt und irgendwann einfach nur noch erschöpft. Oder sie entwickeln typische Stresssymptome, die dann – weit entfernt von den eigentlichen Ursachen – medikamentös „verarztet" werden. Früher oder später leiden die meisten von uns an regelmäßig wiederkehrenden Schlafstörungen, Migräne, Magen-Darm-Beschwerden oder Energielosigkeit, bis hin zu depressiven Verstimmungen. Auch wenn es sich oft „nur" um psychosomatische Beschwerden handelt – sie sollten immer als Warnsignale gedeutet werden. Sie weisen uns darauf hin, dass wir wieder mehr auf den eigenen Körper, auf unsere innere Uhr hören sollten. Denn jedes Loslösen von den rhythmischen Prozessen der Natur wirkt sich langfristig negativ auf unsere Gesundheit und unser Wohlbefinden aus.

Nach dem jahrtausendealten Heilwissen der Traditionellen Chinesischen Medizin ist die Natur und selbst der unendliche Kosmos einem ständigen Wandel unterworfen – einem Wechselspiel von Aktivitäts- und Ruhephasen, von Yin und Yang, vom dynamischen Zusammenspiel der Gegensätze. Wenn dieses sensible Gleichgewicht gestört ist, gerät das ganze System aus dem Takt. Was bereits im „Buch des Gelben Kaisers", dem uralten Grundlagenwerk der Traditionellen Chinesischen Medizin, geschrieben steht, gilt heute mehr denn je:

> „In alten Zeiten führten die Menschen ein einfaches Leben. Sie gingen auf die Jagd, sie fischten und hielten sich den ganzen Tag in der Natur auf. Wurde es kühler, steigerten sie ihre Aktivität, um die Kälte abzuwehren. Im Sommer zogen sie sich an schattige Plätze zurück, um der Hitze zu entfliehen. Innerlich ließen sie sich durch ihre Emotionen nicht aus der Ruhe bringen, und sie verspürten keine maßlosen Begierden. Äußerlich waren sie noch nicht den heute verbreiteten Belastungen ausgesetzt. Sie lebten frei von Gier und Neid, im Einklang mit der Natur. Sie bewahrten sich eine Haltung des Jingshen neisuo, inneren Frieden und gesammelten Geist. Dadurch verhinderten sie, dass krankheitsauslösende Faktoren eindringen

> konnten. (...) Heutzutage sind die Menschen anders. In ihrem Inneren sind sie Sklaven ihrer Emotionen und Sorgen. Sie überanstrengen ihren Körper mit harter Arbeit. Sie folgen nicht mehr dem rhythmischen Wandel der Jahreszeiten und werden so anfällig für Angriffe durch ‚Räuber' und Winde."
>
> (Quelle: Maoshing, Ni (Hrsg.): Der gelbe Kaiser, Knaur, München 2011, S. 78f.)

Auch der Mensch ist eingebettet in diese rhythmischen Prozesse der Natur. Unser Leben wird tagein, tagaus bestimmt vom Lauf der Jahreszeiten, von Sonne und Mond, von Tag und Nacht. Wir unterliegen einem 24-Stunden-Rhythmus, einem täglich neu einsetzenden Energiekreislauf. In gleicher Weise hat auch jedes unserer Organe seine aktiven Phasen und seine Ruhephasen. Beschwerden, die zu bestimmten Tageszeiten auftreten, verweisen auf bestimmte Organe. Auch Behandlungen können zu bestimmten Zeiten am wirkungsvollsten sein. Und selbst unsere Arbeitszeiten können wir nach diesem inneren Schrittmacher, der Organuhr, ausrichten.

Für unsere Gesundheit und unser Lebensglück tragen wir selbst die meiste Verantwortung. Erst wenn wir unseren Alltag wieder nach unseren natürlichen Bedürfnissen ausrichten und wenn wir achtsam und im Einklang mit unserer inneren Uhr leben, finden wir zu unserem natürlichen Biorhythmus zurück – eine der wichtigsten Voraussetzungen für Wohlbefinden, Gesundheit und vor allem auch Zufriedenheit.

Das ganzheitliche Weltbild in der TCM

Die Traditionelle Chinesische Medizin (TCM) betrachtet den Menschen als Einheit von Körper, Geist und Seele. Doch das Individuum steht nicht isoliert und losgelöst von seiner Umgebung: Gleichzeitig ist es auch untrennbar in ein universales Gesamtgefüge, eine universelle Ordnung eingebunden. Dieselben Urkräfte, die diesen Makrokosmos lenken, wirken im Kleinen auch auf den Mikrokosmos des Menschen.

Wie die Natur und der ganze Kosmos unterliegt jeder einzelne Mensch einem alldurchdringenden Prinzip – er ist nicht das Maß aller Dinge und der alleinige Beherrscher des Universums, sondern ein winziges Teil davon, ein Rädchen im Getriebe. Nur wenn alle Dinge reibungslos ineinandergreifen und harmonisch aufeinander abgestimmt sind, ist der störungsfreie Lauf der Welt gewährleistet. Alles hängt voneinander ab und ist unauflöslich miteinander verbunden. Sobald ein Bereich geschwächt ist, wirkt sich das auf alle anderen Gebiete des Lebens aus.

Gesundheit und dauerhaftes Wohlbefinden können deshalb nur erlangt werden, wenn der Mensch in Harmonie und Einklang mit der Natur lebt; wenn er den immerwährenden Kreislauf nicht stört, etwa indem er Energien und Ressourcen ausbeutet oder verschwendet. Das bedeutet auch, dass er sich dem jahreszeitlichen Wandel, dem natürlichen Rhythmus der Natur und den jährlichen makrokosmischen Einflüssen anpassen muss, um keine Disharmonien in Gang zu setzen, die das sensible Gleichgewicht beeinträchtigen könnten. Nur in einem harmonischen Miteinander mit der Natur kann der Mensch zu innerer Ruhe und Gelassenheit finden.

Die jahrtausendealten Ursprünge der TCM

Die Weltanschauung, die der TCM zugrunde liegt, findet sich in Grundzügen bereits in der chinesischen Religions- und Philosophielehre des Daoismus. Sein bedeutendstes Werk ist das „Daodejing“ („Tao Te King“) des mythenumwobenen Laotse, der im 6. Jahrhundert vor Christus gelebt haben soll. Die Spruchsammlung ist vermutlich jedoch erst um 400 v. Chr. entstanden. Der Daoismus postuliert, dass der Mensch zur Erlangung von Glück und Unsterblichkeit mit dem Lauf der Welt, dem Dao (chines. „Weg, Gesetz"), im Einklang leben muss. Denn alles im Kosmos ist Veränderung und einem ewigen Wandel unterworfen – auch der Mensch. Statt blindem Aktionismus und Selbstbezogenheit predigt der Daoismus als Handlungsprinzip das Nicht-Eingreifen in die Natur oder das Nicht-Erzwingen („Wu Wei"). Seinen Platz in der Welt kann der Mensch nur finden, wenn er sich in heiterer Gelassenheit übt und sich dem steten Lauf der Dinge anpasst.

In der Traditionellen Chinesischen Medizin finden sich viele Elemente dieser Lehre wieder – die kosmologische Vorstellung von Himmel und Erde, die Lehre der fünf Wandlungsphasen, das Konzept der universellen Lebensenergie Qi und des Gegensatzpaares Yin und Yang, denen zufolge alles Sein von Gegensätzen bestimmt wird. Im Daoismus bildeten sich auch bereits bewährte Therapietechniken heraus, wie die Bewegungs- und Atemübungen des Qigong oder Tai-Chi.

Die mythische Niederschrift des „Gelben Kaisers"

Daneben beruft sich die Traditionelle Chinesische Medizin in erster Linie auch auf verschiedene medizinische Grundlagenwerke, die in der Überlieferung mythischen Urkaisern Chinas zugeschrieben werden. Der Legende nach lebten sie vor mehreren Jahrtausenden, ihre ersten überlieferten Abschriften stammen jedoch erst aus dem letzten Jahrtausend vor Christus.

Zu den wichtigsten Standardwerken zählt hier das „Buch des Gelben Kaisers zur inneren Medizin" („Huang Di Nei Jing"). Eine Sammlung von 81 Abhandlungen, die wohl in einem Zeitraum von etwa 400 Jahren aus verschiedenen Schriften unbekannter Autoren zusammengestellt wurde und die für Generationen von chinesischen Ärzten bis heute richtungsweisend ist.

In Frage- und Antwort-Dialogen des sagenumwobenen Gelben Kaisers Huang Di mit seinen Gelehrten, insbesondere dem weisen Arzt und Minister Qi Bo, werden hier erstmals systematisch alle wichtigen diagnostischen und ganzheitlichen therapeutischen Verfahren der TCM behandelt. Gleichzeitig behandelt das „Buch des Gelben Kaisers" auch die Naturgesetzmäßigkeiten zwischen Menschen, Natur und Himmel.

Auch hier ist bereits das ganzheitliche Bild des Menschen angelegt, der sein Dasein und sein Handeln ganz nach dem Rhythmus und den Gesetzen der Natur ausrichten muss, wenn er deren harmonischen Lauf, aber auch sein eigenes Wohlbefinden nicht gefährden will. Berücksichtigt sind sowohl äußere Einwirkungen, also klimatische, geografische und jahreszeitliche Einflüsse, wie auch innere Faktoren: Emotionen wie Sorge, Angst, Traurigkeit, Erregung und Zorn, die im Übermaß ebenfalls zu schweren Störungen führen können.

Die Traditionelle Chinesische Medizin kann auf einen reichhaltigen, jahrtausendealten Erfahrungsschatz zurückblicken, in den bis heute neue, auch wissenschaftlich bestätigte Erkenntnisse miteinfließen. Doch aus welchen grundlegenden Elementen speist sich das allumfassende Weltbild der TCM im Einzelnen?

陰陽 Yin & Yang – das sensible Zusammenspiel der Kräfte

Die beiden Urkräfte Yin und Yang gehören zu den elementaren Grundbegriffen der chinesischen Weltanschauungslehre. In ihrer Polarität und Gegensätzlichkeit symbolisieren sie die universellen Grundkräfte des Lebens, die in allen Bereichen des Himmels und der Erde und im gesamten Universum zum Tragen kommen. Das chinesische Yin lässt sich mit „schattiger Ort“, „wolkig und dunkel“ übersetzen, Yang bedeutet „sehr hell“, „sonnige Anhöhe“. In diesen beiden Begrifflichkeiten spiegelt sich das Prinzip ihrer zyklischen Wechselwirkung und ihrer entgegengesetzten Naturkräfte, die einander gleichzeitig bedingen, zugleich aber ohne einander undenkbar sind – denn wo Licht ist, ist auch Schatten.

Alle Dinge, alle Prozesse dieser Welt lassen sich dieser Polarität zuordnen: Yin steht für das weibliche Prinzip, Yang für das männliche. Yin ist die Nacht, die Dunkelheit und der Mond. Yang ist das Licht, der Tag und die Sonne. Yin ist schwach, passiv und damit auch empfangend, kalt und feucht. Yang stark, aktiv, also gebend, warm und trocken. In der TCM ist Yin die Leere, das Innen und die Kälte. Yang steht für die Fülle, das Außen und die Hitze etc.

Yin und Yang können dabei niemals gleichzeitig stärker oder schwächer werden – wenn Yin steigt, nimmt Yang ab und umgekehrt. Yin und Yang sind also voneinander abhängig, kontrollieren sich aber auch gegenseitig. Und hinzu kommt – so schwarz-weiß, wie das Yin-Yang-Symbol, das „Taijitu“, zumeist gezeichnet ist, sind die Begriffe nicht zu verstehen: In jedem Yin steckt auch ein bisschen Yang, und in jedem Yang verbirgt sich immer auch ein Yin-Anteil – und wenn er sich nur als klei-

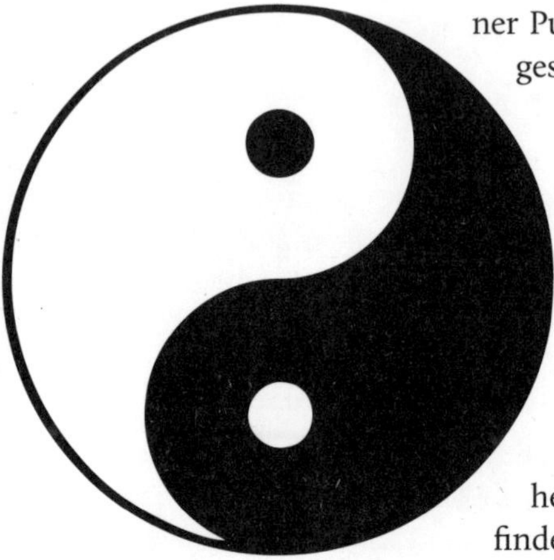

ner Punkt in der jeweils entgegengesetzten Farbe offenbart.

Das Taijitu-Symbol versinnbildlicht auch, wie sich Yin und Yang hier fast dynamisch zu durchdringen scheinen – denn das Gegensatzpaar Yin und Yang gilt zugleich als Ursprung jedes Veränderungsprozesses. Ihre früheste schriftliche Erwähnung finden Yin und Yang dann auch im „I-Ging", dem „Buch der Wandlungen", das wohl älteste Werk zur chinesischen Philosophie. Hier wird aufgezeigt, dass alles einem immerwährenden Umwandlungsprozess unterworfen ist: ein ewiges Wechselspiel von Yin und Yang, das im Kreislauf der Jahreszeiten, im Lebenszyklus eines Menschen oder im Übergang vom Tag zur Nacht, sichtbar wird.

Yin und Yang im 24-Stunden-Rhythmus

Betrachtet man einen 24-Stunden-Tag, wird das Prinzip dieses kontinuierlichen Wandels und Übergangs deutlich: Die Helligkeit und der Tag entsprechen Yang, die Dunkelheit und die Nacht Yin. Wenn die Sonne am höchsten steht, dominiert das Yang. Doch wenn die Sonne langsam untergeht und es dunkler wird, steigt der Yin-Anteil im Yang. Der Nachmittag ist Yin im Yang. Und während um Mitternacht schließlich das Yin seinen Höhepunkt erreicht, nimmt mit anbrechendem Tag der Yang-Anteil immer weiter zu. Die Zeit von Mitternacht bis Sonnenaufgang wird demnach als Yang im Yin bezeichnet.

Da die Tage zum Sommer hin länger werden und zum Winter hin kürzer, bleiben die Zeiten des Wechsels hierbei nicht gleich, sondern sind ebenfalls, analog zu den Jahreszeiten, einer ständigen Veränderung unterworfen.

Yin und Yang in der TCM

Auch in der Medizin werden alle Phänomene, alle Körperteile und Organfunktionen nach Yin und Yang eingeteilt:

YIN		YANG	
Körperinneres		Körperäußeres	
Vorderseite (Gesicht, Brust etc.)		Rückseite (Hinterkopf, Rücken, Po)	
rechte Seite		linke Seite	
Unterkörper		Oberkörper	
Lunge	Zang-Organe (Speicher-organe)	Dickdarm	Fu-Organe (Arbeitsorgane)
Herz		Dünndarm	
Milz		Magen	
Leber		Gallenblase	
Niere		Harnblase	
Leere		Fülle	
Kälte		Hitze	
Feuchtigkeit		Trockenheit	
chronisch		akut	

Bei einem gesunden Menschen befinden sich diese beiden polaren Kräfte in einem harmonischen, wechselseitigen Gleichgewicht. Gerät das Gleichgewicht von Yin und Yang jedoch aus dem Takt, führt das auf körperlicher wie seelischer Ebene zu Krankheiten.

Yin, Yang und die fünf Wandlungsphasen

Während Yin und Yang in der TCM also die Wechselwirkung der polaren Kräfte symbolisieren – Helligkeit und Dunkelheit, Hitze und Kälte etc. –, wird dieses Konzept durch die sogenannten fünf Wandlungsphasen noch weiter differenziert und aufgeschlüsselt: Sie versinnbildlichen das stufenweise Fortschreiten aller Prozesse in der Natur und auch in unserem Organismus; den schrittweisen Wandel von Yin nach Yang und umgekehrt. Alles ist ihrem fein abgestuften Wechselspiel untergeordnet: unsere Emotionen, unsere Organe, die verschiedenen Lebensalter oder der Wechsel der Jahreszeiten.

五行 Wu Xing – die fünf elementaren Wandlungsphasen

Das daoistische Konzept der fünf Wandlungsphasen, auch bekannt als die „Fünf-Elemente-Lehre“, behandelt also die Gesetzmäßigkeiten, nach denen die zyklischen Prozesse in der Natur ablaufen. Die Zahl Fünf (Wu) symbolisiert dabei „das rechte Maß“ und die „Mitte“. Xing bedeutet u.a. „die Reise“, im weiteren Sinn auch „Bewegung“. Anhand dieses Konzept werden die dynamischen Veränderungen in der Natur erklärt: das Werden, die Reife und das Vergehen, dem auch unser eigenes Dasein unterliegt.

Die jeweiligen Prozesse sind dabei durch Studium und Beobachtung unmittelbar aus der Umwelt abgeleitet und berufen sich auf allgemeingültige Naturgesetze.

Die fünf Elemente und ihre Eigenschaften

Nach dieser universalen Lehre lassen sich alle Dinge in fünf Grundelemente oder Grundbausteine einteilen, nämlich: Holz, Feuer, Erde, Metall und Wasser. Um die Begriffe verständlich zu machen, hier ein kurzer Abriss ihrer Eigenschaften:

→ *Holz* steht für die belebte Natur und jede Art von Vegetation. Es repräsentiert das Wachstum, deshalb symbolisiert es die Kindheit und den Frühling, wenn alles sprießt und gedeiht und neues Leben entsteht. Als Wurzel und schwerer Stamm ist es Yang zuzuordnen, die feinen, biegsamen Zweige und Blätter sind hingegen Yin. Zielstrebig verfolgt das Element seine Ziele. Wird es daran gehindert und kommt es zu Disharmonien, treten Wut und Aggression auf.

- *Feuer* ist hell, heiß und leicht entflammbar. Diesem Element sind demgemäß Begeisterung und Lebensfreude zuzuordnen, das Mitreißende. In der Feuer-Phase zeigt sich der noch jugendliche Überschwang, das Erwachen der Sexualität, gepaart mit Tatkraft und Abenteuerlust. Gleichzeitig zehrt das Feuer und kann, wenn es nicht genährt wird, verglimmen. Feuer zeugt also auch von Abhängigkeit und muss überwacht und gespeist werden. Yang ist die Helligkeit und die Hitze, Yin das glimmende Feuer und die Wärme.
- *Erde* steht für Beständigkeit, Klarheit, Standfestigkeit und Stabilität. Sie versorgt uns mit Nahrung, in körperlicher wie geistiger Hinsicht. Der Mensch wird sesshaft, sucht nach Sicherheit und konzentriert sich auf die Familiengründung. Die Erdphase gilt als die (Lebens-)Mitte. Auch Macht und materieller Besitz sind dem Erd-Element zugeordnet. Doch wer zu viel davon hortet, leidet unter einem Ungleichgewicht. Yin ist z.B. der feuchte Erdboden, Yang sind trockene Erde, große mächtige Gesteins- und Landmassen.
- *Metall* wie Gold weckt Begehrlichkeiten und symbolisiert Begierde und Eitelkeit. Wegen seiner Härte steht es auch für Durchsetzungsvermögen, Entschlossenheit und Konzentration auf Wesentliches. Gleichzeitig kann das Metall auch Erstarrung und übertriebene Prinzipientreue verkörpern. Metall kennzeichnet die Phase des Herbstes und des Verfalls. Die Zeit, in der die Ernte eingebracht wird, in der man aber auch mit Reife und Gelassenheit an die Dinge herangehen kann.
- *Wasser* – alles Flüssige, sich Sammelnde wird dem Wasser zugeordnet. Es steht für Konzentration, aber auch für Flexibilität, Wandlung und Unabhängigkeit. Wegen seiner

Klarheit symbolisiert es Rationalität. Im Übermaß sammelt es ungeheure Kräfte, die seine Durchsetzungsfähigkeit bezeugen. Es ist die Lebensphase des Vergehens und des Speicherns, in der man zurückblickt, sich besinnt und von allem löst. Der Kreislauf beginnt von Neuem.

Das Wechselspiel der Wandlungsphasen

Diese fünf Elemente repräsentieren die Durchgangs- und Bewegungsphasen eines Zyklus. Sie stehen in einer dynamischen Wechselwirkung zueinander, interagieren miteinander und steuern so die Stadien des Wachstums und des inneren wie äußeren Wandels. Alle fünf Elemente sind also abhängig voneinander: Jede Wandlungsphase wird aus einer anderen geboren. Sie setzt ein, dehnt sich aus, strebt ihrem Höhepunkt zu und bringt im Vergehen wiederum eine neue Wandlungsphase hervor. Dabei gleicht jedoch kein Zyklus dem vorhergehenden, nichts bleibt unveränderlich oder kommt zum Stillstand. Alles Leben, die Natur und der ganze Kosmos sind einer ständigen, unumkehrbaren Veränderung unterworfen – so wie wir es selbst jeden Tag aufs Neue erfahren. Alles, im Kleinen wie im Großen, befindet sich in einem immerwährenden Fluss.

Die fünf Wandlungsphasen können sich jedoch nicht nur gegenseitig erzeugen, sondern auch überwinden, eindämmen und kontrollieren. Damit nicht ein Element zu stark oder zu schwach wird und Disharmonien entstehen, wird ihr Gleichgewicht durch vier Zyklen ausbalanciert: den Nährungszyklus, den Erschöpfungszyklus, den Kontrollzyklus und den Verletzungszyklus. Durch ihre wechselseitige Einflussnahme entsteht ein harmonisches, aber auch sensibles Gleichgewicht der Kräfte.

Die vier Zyklen zeigen, wie die fünf Elemente miteinander verbunden sind und sich gegenseitig beeinflussen:

1. Der Erschaffungs- oder Nährungszyklus (Sheng-Zyklus)

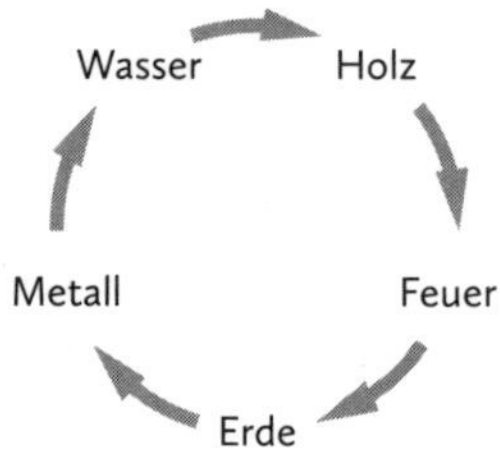

Im Uhrzeigersinn angeordnet erzeugt, nährt und unterstützt eine Wandlungsphase die nächste, wie in einer Mutter-Kind-Beziehung. Dann beginnt der Zyklus mit dem Element Holz von vorn.

- → Holz nährt das Feuer.
- → Die durch das Feuer erzeugte Asche reichert die Erde mit Nährstoffen an.
- → Erde bringt Erze, also Metall hervor.
- → Spurenelemente, also Metall, bereichern das Wasser.
- → Wasser nährt die Bäume, also das Holz.

Eine Disharmonie setzt ein, wenn ein Element geschwächt ist, denn dann kann es das nächste nicht mehr ausreichend ernähren. Dadurch setzt sich das energetische Ungleichgewicht fort, das sich letztlich auf alle Bereiche ausdehnt. Um das zu verhindern, unterliegen die Wandlungsphasen verschiedenen Kontrollmechanismen.

2. Der Schwächungs- oder Erschöpfungszyklus (Cheng-Zyklus)

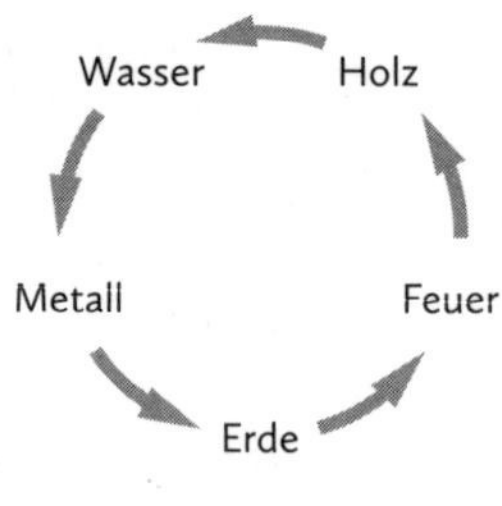

Gegen den Uhrzeigersinn gerichtet wird jedes Element hingegen gestärkt, indem es das vorhergehende Element schwächt. Der Erschöpfungszyklus kann somit als Kind beschrieben werden, das der Mutter Energie entzieht und sie dadurch schwächt.

- Feuer verbrennt das Holz.
- Holz saugt das Wasser auf.
- Wasser korrodiert das Metall.
- Metall zieht Mineralien aus der Erde.
- Erde erstickt das Feuer.

3. Der Kontrollzyklus (Ke-Zyklus)

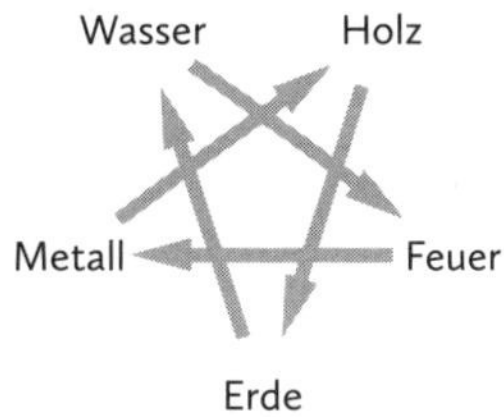

Um einen Mangel oder Überfluss auszugleichen, findet eine Kontrolle statt, bei der jedes Element auf seinen „Enkel“, also das übernächste Element einwirkt. Der Kontrollzyklus, die „Großmutter-Enkel-Beziehung“, beschreibt die natürliche Kontrolle des Wachstums und der Ausdehnung mittels der „Großmutter".

- Bäume (Holz) entziehen der Erde Nährstoffe.
- Dämme (Erde) halten Wasser auf, Erde saugt Wasser auf.
- Wasser löscht das Feuer.
- Feuer schmilzt Metalle.
- Metall spaltet oder zersägt Holz.

4. Der Schädigungs- oder Verletzungszyklus (Wu-Zyklus)

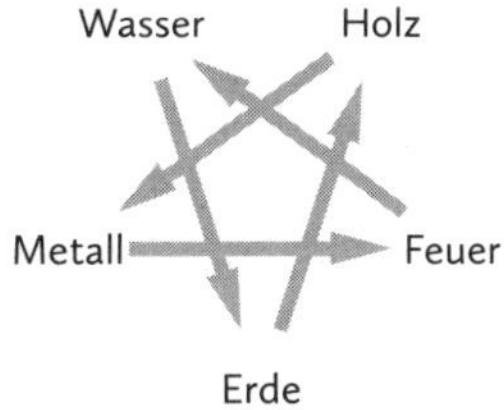

Der Verletzungszyklus beschreibt die Auflehnung des „Enkels" gegen die „Großmutter" und deren Schwächung – ein Element kann das vorletzte schädigen, wenn es zu stark wird.

- Holz macht das Metall stumpf.
- Metall nimmt das Feuer auf.
- Feuer lässt das Wasser verdampfen.
- Wasser weicht die Erde auf.
- Erde erstickt das Holz.

Die fünf chinesischen Jahreszeiten

Doch wie sieht ein solcher Zyklus in der Praxis aus? Am Beispiel der Jahreszeiten lässt sich das Konzept der Wandlungsphasen anschaulich aufzeigen: In der Traditionellen Chinesischen Medizin geht man analog zu den fünf Wandlungsphasen von fünf Jahreszeiten aus. So wie diese ineinander übergehen, umschreiben auch die fünf Elemente die verschiedenen, aufeinanderfolgenden Stadien eines Lebenszyklus:

→ *Der Frühling* wird der Wandlungsphase Holz zugeordnet. Das Yang erwacht und findet zu neuer Kraft – die Natur beginnt zu wachsen und zu grünen, die Knospen treiben aus. Die Tage werden länger, und die Zahl der Sonnenstunden nimmt zu.

→ *Der Sommer* ist das erstarkte Yang, das seinem Höhepunkt zustrebt. Er wird aus dem Frühling geboren und dem Feuer zugeordnet. Alles erblüht. Es wird spät dunkel, und die Temperaturen steigen.

→ *Der Spätsommer* ist die Phase, in der sich das Yang langsam zum Yin wandelt. Er entspricht dem Element Erde. Die Natur hat ihre höchste Blütezeit überschritten, die Frucht bildet sich, bevor alles allmählich beginnt, sich zurückzuziehen. Die Ernte steht an, und die Tage werden wieder kürzer.

→ *Im Herbst* beginnt das Yin zu erstarken. Er ist der Wandlungsphase Metall zugeordnet. Die Pflanzen reifen, die Blätter färben sich und fallen zu Boden. Die Lebenskraft zieht sich zunehmend zurück, und die Natur bereitet sich auf ihren langen Winterschlaf vor. Es wird früh dunkel.

→ *Der Winter* ist die Zeit des höchsten Yin. Er ist dem Wasser zugeordnet. Der Tag ist durch lange Zeiten der Dunkelheit gekennzeichnet. Die Temperaturen sinken auf ihren Nullpunkt. Die Kräfte der Natur werden immer geringer und ziehen sich schließlich zurück, um sich letztlich in den Wurzeln und Samen zu konzentrieren. Diese warten nur auf den Frühling, um kräftig auszutreiben und in eine neue Wandlungsphase einzutreten.

Weitere Zuordnungen zu den fünf Wandlungsphasen

Ähnlich wie mit dem Jahreszeiten verhält es sich auch mit dem Lebenszyklus des Menschen: Wie auf den Frühling der Sommer, dann der Herbst und schließlich der Winter folgt, so fließt die Lebensenergie im menschlichen Körper von einer Wandlungsphase zur anderen.

Element	Yin & Yang	Lebens-alter	Tages-zeit	Jahres-zeit	Klima
Holz	junges Yang	Kindheit	Früher Morgen	Frühling	Wind
Feuer	altes Yang	Heran-wach-sender	Mittag	Sommer	Hitze
Erde	Mitte	Erwach-sener	später Nach-mittag	Spät-sommer	Feuch-tigkeit
Metall	junges Yin	gereifter Erwach-sener	früher Abend	Herbst	Trocken-heit
Wasser	altes Yin	Greisen-alter	Mitter-nacht	Winter	Kälte

Jede dieser Wandlungsphasen ernährt und stärkt das nachfolgende Element und kontrolliert die vorangegangenen und nachfolgenden Wirkkräfte. Die fünf Wandlungsphasen finden sich in allen Erscheinungen des Kosmos wieder: Auch Himmelsrichtungen, klimatische Bedingungen, Farben, Gerüche, Sinneswahrnehmungen und Emotionen etc. lassen sich diesen fünf Elementen zuordnen. Ebenso die menschlichen Organe, von denen jedem eine besondere Beziehung zu jeweils einer der fünf Wandlungsphasen und fünf Jahreszeiten zugeschrieben wird.

脏腑 Zang Fu – die Funktionskreise mit ihren inneren Organen

Die Organe in der Traditionellen Chinesischen Medizin decken sich nicht mit der westlichen Vorstellung dieses Begriffs. Ihre Definition beschränkt sich nicht auf ihre rein anatomische Bedeutung. Sie sind vielmehr als „Organkreise" – als Funktionskreise zu verstehen, die sowohl den körperlichen wie auch den seelisch-geistigen Bereich umfassen und immer auch in Verbindung zu anderen Funktionskreisläufen bzw. Organen stehen. In der TCM erzeugen Organe auch Gefühle und Emotionen, durch die sie wiederum in Wechselwirkung zu anderen Funktionskreisläufen treten – im weitesten Sinn vergleichbar dem Begriff „Herz", mit dem auch im westlichen Sprachgebrauch neben dem rein Anatomischen bestimmte Wesenszüge umschrieben werden.

Im Organ konzentriert sich die gespeicherte Energie, und der ihm zugeordnete Meridian nimmt diese auf und verbindet sie mit der Energie anderer Organe und Leitbahnen. Im Chinesischen werden diese Funktionskreise als „Zang Fu" bezeichnet. Es werden sechs Yin- und sechs Yang-Organe unterschieden:

- → *Zang-Organe:* Die Yin-Organe heißen Zang (chines.: „fest", „solide"). Sie werden als Speicherorgane bezeichnet, da sie die verschiedenen Qi-Formen und Grundsubstanzen (Xue, Shen, Jing, Jin Ye) aufnehmen, speichern, produzieren und umwandeln. Milz und Bauchspeicheldrüse werden dabei als Funktionseinheit aufgefasst, ähnlich wie die Yang-Organe Magen und Zwölffingerdarm.
- → *Fu-Organe:* Die Yang-Organe werden als Fu-Organe bezeichnet (chines.: „hohl"). Die Hauptaufgabe dieser

Hohlorgane ist die Verdauung der Nahrung, die Aufnahme der Nährstoffe, der Transport und die Ausscheidung der Abfallprodukte.

Jedem Zang-Organ ist ein Fu-Organ des gleichen Elements zugeordnet – ihre funktionellen, seelischen und geistigen Funktionen hängen eng zusammen und bilden eine energetische Einheit. Jedes dieser Paare steht zudem in Verbindung mit jeweils einer der fünf Wandlungsphasen – nur dem Feuer entsprechen zwei Funktionskreise: Herz und Dünndarm sowie Perikard/Herzbeutel und Dreifacher Erwärmer.

Fünf Elemente	Zang-Organe (Yin)	Fu-Organe (Yang)
Holz	Leber	Gallenblase
Feuer	Herz	Dünndarm
	Perikard / Herzbeutel	Dreifacher Erwärmer
Erde	Milz / Bauchspeicheldrüse	Magen / Zwölffingerdarm
Metall	Lunge	Dickdarm
Wasser	Niere	Blase

Die den fünf Wandlungsphasen zugeordneten Organkreise bilden einen eigenen Mikrokosmos im Organismus, der den Makrokosmos des Entstehens, Werdens und Vergehens im Kleinen abbildet. Durch die Arbeitsteilung und das Zusammenwirken der Organe wird der Organismus am Leben gehalten. Gesteuert werden die Aktivitäten von der Lebensenergie Qi, die von einer Wandlungsphase zur nächsten strömt und alles durchdringt.

氣 Qi – die alles durchdringende Lebensenergie

Das chinesische Wort „Qi“ bedeutet wörtlich übersetzt „Dampf von gekochtem Reis“ und übertragen „Luft“, aber auch „innere Kraft“, „Energie“, „Vitalität“ und „Lebensenergie“. Hier klingt bereits an, dass es sich bei der Lebensenergie Qi um eine unsichtbare, nur schwer fassbare und immaterielle Kraft handelt, die den ganzen Körper durchströmt und ihm Leben verleiht.

Nach der Traditionellen Chinesischen Medizin ist das Qi der Ursprung allen Lebens – nicht nur des Menschen und aller Lebewesen, sondern auch der Natur und des allumfassenden Universums. Das Wachsen und Gedeihen der Pflanzen, das Strömen der Flüsse und jegliche Art der Fortpflanzung sind Zeugen der Existenz des Qi. Das Qi durchdringt sozusagen alle kosmischen Bereiche. Es ist die Quelle der Bewegung, des Lebens.

Wie erreicht die Lebensenergie den gesamten Körper, Seele und Geist? Im menschlichen Körper fließt die Lebensenergie Qi auf vielfach miteinander verbundenen Kanälen oder Leitbahnen, den sogenannten Meridianen, in alle vier Richtungen: nach oben, nach unten, nach außen und auch nach innen. Es sammelt sich in allen Organen und fließt dann von der Körpermitte zu den äußeren Bereichen und wieder zurück.

Bei vitalen und gesunden Menschen durchströmt das Qi harmonisch, gleichmäßig und unbeschwert den ganzen Körper und versorgt ihn auf körperlicher wie auf geistiger Ebene mit Lebensenergie: Bewegung, Verdauung, aber auch das Denken, das Fühlen und die sinnliche Wahrnehmung sind Ausdruck des Qi.

Qi-Störungen und ihre Folgen

Wenn das Qi durch irgendwelche Disharmonien und Mangelerscheinungen blockiert wird und nicht frei fließen kann, stagniert oder sogar entweicht, treten Schmerzen und Beschwerden auf. Es kommt zu körperlichen, aber auch seelischen Erkrankungen. Krankheit bedeutet nach der Lehre der Traditionellen Chinesischen Medizin immer das Vorhandensein eines Ungleichgewichts, etwa wenn Yin oder auch Yang im Überfluss vorhanden ist und dadurch für Disharmonien sorgt.

Kommt der Qi-Fluss zuletzt ganz zum Erliegen, bedeutet das den Tod.

Deshalb zielt die Diagnose bei der TCM darauf ab, Störungen des Qi-Flusses und Ungleichgewichte frühzeitig zu erkennen, um mithilfe geeigneter Therapien Blockaden zu lösen und Schwachstellen zu beheben.

Ursprungs-, Atem- und Nahrungs-Qi

Im menschlichen Körper gibt es zwei Arten von Qi: ererbtes Qi – unser Ursprungs-Qi, das in dem den Nieren zugeordneten Meridian gespeichert wird und nicht erneuerbar ist – und erworbenes Qi. Das vererbte Qi braucht sich im Laufe unseres Lebens auf, das erworbene kann tagtäglich durch Atemluft und Nahrung immer wieder neu zugeführt werden. Das Atem-Qi sammelt sich in der Lunge. Magen und Milz wandeln Nahrung und Flüssigkeit in Nahrungs-Qi um.

Unsere Lebensenergie speist sich damit aus allem, was wir aus unserer Umwelt aufnehmen. Damit können wir selbst etwas dafür tun, unsere Gesundheit zu erhalten und unser

Die Hauptfunktionen des Qi

- Qi ist die Kraft, die für die Zirkulation des Blutes und für die Bewegung, das Wachstum und den Transport in den Organkreisen sorgt, also für alle Lebensprozesse.
- Qi wärmt den Organismus und steuert die Körpertemperatur.
- Es hält das Blut und die Körperflüssigkeiten in den Organen und Leitbahnen.
- Qi schützt den Organismus und wehrt Krankheitserreger und schädliche Umwelteinflüsse ab.
- Es stellt die Umwandlung von Sauerstoff und Nahrung zur Energiegewinnung sicher sowie die Ausscheidung der Abfallprodukte.

Wohlbefinden zu stärken. Durch eine gesunde Lebensführung und einen ausgeglichenen Gemütszustand schonen wir unser Ursprungs-Qi und verlängern damit unsere Lebensdauer und -qualität. Umso wichtiger ist es also zum Beispiel, unserem Organismus unverbrauchte, schadstoffarme Luft zuzuführen und auf gesunde, nährstoffreiche und ausgewogene Nahrungsmittel zu achten. Auch Stress, Unruhe und Exzesse sollten vermieden werden, um unser Qi nicht unnötig zu schwächen.

Die fünf Grundsubstanzen des Lebens

Neben dem Qi kennt die Traditionelle Chinesische Medizin noch vier weitere Körpersubstanzen. Zu den fünf Grundsubstanzen gehören demnach:

- Qi – Lebensenergie
- Jing – Lebensessenz
- Shen – Geist
- Xue – Blut
- Jin Ye – Körperflüssigkeiten

Jing – die Essenz allen Lebens

Jing bezeichnet die materielle Basis des Lebens; durch den Akt der Fortpflanzung wird es in ein selbstständiges Leben umgewandelt, man könnte auch von unserem „Lebenssamen" sprechen. Jing bildet die Grundlage aller Gewebe, auch der Sexualsekrete, und beinhaltet dabei auch die in Spermien und Eizellen gespeicherten Informationen. Die in den Zang-Organen gespeicherte Essenz bestimmt über die verbliebene Lebensspanne.

Shen – der steuernde Geist

Shen gehört mit Qi und Jing zu den „drei Schätzen" und ist unauflösbar mit ihnen verbunden. Er kontrolliert unser Denken, Bewusstsein und Unterbewusstsein und unser Fühlen. Er steuert somit alle Abläufe in Körper, Geist und Seele. Sein

Zustand lässt auf den gesamten Organismus schließen. Wenn auch Jing und Qi gesund sind, zeigt sich das durch ein klares Bewusstsein und Denkvermögen, eine klare Sprache, durch glänzende Augen, eine gesunde Gesichtsfarbe und einen aufrechten Gang.

Xue – Blut, aber nicht nur das

Xue, das nur teilweise unserem Verständnis von Blut entspricht, bewegt sich als rote Körperflüssigkeit durch die Leitbahnen. Es beinhaltet auch einen energetischen Aspekt, es versorgt die Organe mit Nährstoffen und befeuchtet den Körper. Für die Bewegung des Blutes im Körper zeigt sich wiederum das Qi zuständig.

Jin Ye – die Körperflüssigkeiten

Jin Ye ist der Sammelbegriff für alle klaren, trüben, dick- und dünnflüssigen Körperflüssigkeiten, Absonderungen und Sekrete in Muskeln, Haut und Sinnesorganen und in Organen, Knochen, Gelenken und Gehirn. Unter diesen Oberbegriff fallen sowohl Tränen, Schweiß und Speichel wie auch Gelenkschmiere, Urin etc. Die Körperflüssigkeiten gehören zum Yin und werden vom Funktionskreis Lunge kontrolliert.

經絡 Meridiane – die unsichtbaren Energieleitbahnen

Wie bereits angedeutet, zirkuliert das Qi auf einem Netzwerk energetischer Bahnen durch den ganzen Körper, den sogenannten Meridianen. Ähnlich wie Lymphgefäße, Nervenbahnen oder Arterien und Venen durchziehen diese Leitbahnsysteme den ganzen Körper. Nach der Traditionellen Chinesischen Medizin strömt auf diesen unsichtbaren Bahnen das Qi durch alle Bereiche des Körpers und versorgt jedes Organ, jeden Muskel und jede einzelne Zelle mit Energie und Blut.

Im Lehrbuch des Gelben Kaisers werden die Meridiane mit den großen Flüssen verglichen, die das Land durchströmen, bewässern und damit auch befruchten.

Die verschiedenen Meridiansysteme

Das Leitbahnsystem besteht aus einem komplexen Netzwerk verschiedenster Meridiansysteme, die sowohl an der Ober-

Meridiansysteme
Jing mai – 12 Hauptmeridiane
Qi jing ba mai – 8 außerordentliche Gefäße (Wundermeridiane)
Jing jin – 12 Muskelleitbahnen (Leitbahnsehnen)
Luo mai – 15 Verbindungskanäle zwischen den Längsmeridianen
Jing bie – 12 Sondermeridiane
Jing shui – Wasserbahnen

fläche wie auch in der Tiefe verlaufen. Zu den wichtigsten zählen die zwölf Hauptleitbahnen (Jing mai) sowie die acht außerordentlichen Gefäße oder Wundermeridiane (Qi jing ba mai), deren Verläufe sich teilweise überschneiden. Diese können überfließendes Qi speichern und bei Bedarf wieder zuführen.

Dazu kommen Muskelleitbahnen (Leitbahnsehnen), Verbindungskanäle, Sondermeridiane und Wasserbahnen.

Für die klassische Akupunktur und Akupressur spielen fast ausschließlich die zwölf Hauptmeridiane, die Hauptkraftlinien und zwei außerordentliche Gefäße eine Rolle: das Konzeptionsgefäß (Ren Mai) und das Lenkergefäß (Du Mai), die zusammen das Herz des Meridiansystems bilden.

Die zwölf Organmeridiane

Die zwölf Hauptleitbahnen bilden Paare, diese sind jeweils gekoppelt und in Yin und Yang unterteilt. Wenn man die Arme hebt, verlaufen die Yin-Meridiane auf der Vorderseite von der Erde zum Himmel nach oben – also auf Brust, Bauch und Innenseite der Extremitäten. Die Yang-Meridiane durchziehen den Rücken und die Außenseite der Gliedmaßen; ihre Bewegung ist nach unten, vom Himmel zur Erde gerichtet.

Die Hauptmeridiane verlaufen spiegelbildlich in Längslinien, direkt unter der Körperoberfläche. Ihre energetische Verbindung in die Tiefe erfolgt über die angeschlossenen 15 Verbindungskanäle.

Die zwei außerordentlichen Gefäße verlaufen zentral über die Körpermitte. Das Lenkergefäß verläuft auf der Körperrückseite, beginnend am Steißbein bis zum Nacken, um dann über die Mittellinie des Schädels bis zur Oberlippe zu ziehen.

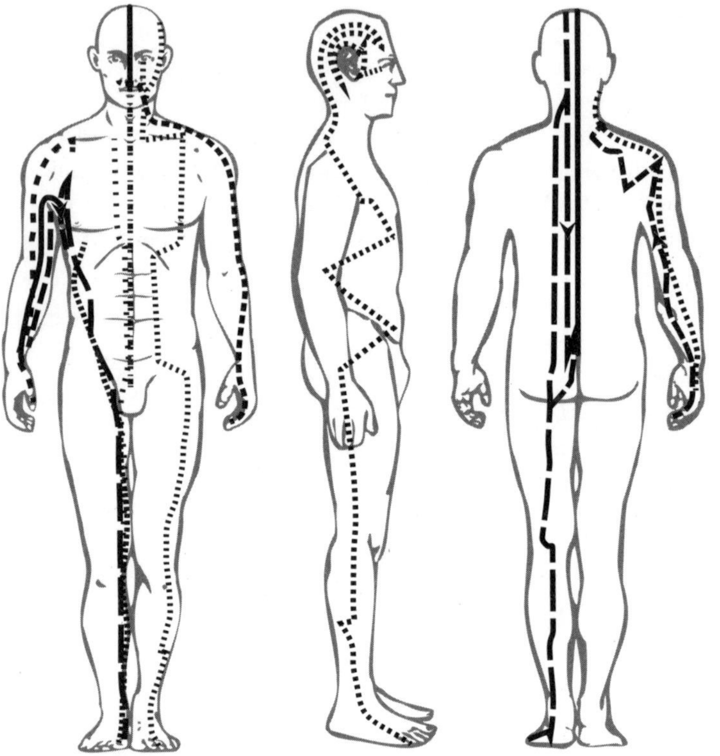

Dickdarmmeridian
Magenmeridian
Milz-Pankreas-Meridian
Herzmeridian
Nierenmeridian
Kreislauf-Sexualität-Meridian
Lebermeridian
Lungenmeridian
Konzeptionsgefäß

Gallenblasenmeridian

Dünndarmmeridian
Blasenmeridian
Dreifacher Erwärmer-Meridian
Lenkergefäß

Die 12 Hauptmeridiane mit Lenker- und Konzeptionsgefäß

Das Konzeptionsgefäß verläuft auf der vorderen Körperoberfläche über Schambeinregion, Brustkorb und Kehle bis zur Unterlippe und zu beiden Augen.

Jede dieser Leitbahnen ist einem bestimmten Organsystem zugeordnet. Stimuliert man deshalb bestimmte Reizpunkte (Akupunkturpunkte) auf der Hautoberfläche des Körpers, kann so unmittelbar auf das Organ, aber auch auf die ihm zugeordneten seelischen Belange eingewirkt werden – ein wichtiger Therapieansatz bei Beschwerden, Blockaden und Krankheiten aller Art.

Krankheit im Kontext fernöstlicher Medizin

Die Traditionelle Chinesische Medizin spricht bei Krankheiten von Disharmonien. Von Störungen des natürlichen Gleichgewichts in unserem Organismus und im Verhältnis zu unserer Umwelt, die unsere Körperprozesse aus dem Lot bringen. Es liegt also auch mit in unserem eigenen Ermessen, Disharmonien und damit Krankheiten gar nicht erst entstehen zu lassen. Die TCM legt deshalb ein besonderes Gewicht auf die Vorbeugung.

Auftretende Krankheitssymptome deuten zwar auf eine Schwäche in bestimmten Funktionskreisen, dieser Schwächezustand ist aber nicht der eigentliche Auslöser für die Krankheit, sondern nur Zeichen eines gestörten Gleichgewichts. Der Grund ist an anderer Stelle zu suchen: in einer ungesunden Lebensweise, schlechten Ernährungsgewohnheiten, Unregelmäßigkeiten im Tagesablauf etc. oder im emotionalen Bereich. Um die Krankheitsursache festzustellen, spielt deshalb für den Arzt neben der Symptomerkennung die Befragung des Patienten eine große Rolle.

Ein solches Ungleichgewicht entsteht, wenn entweder Yin oder Yang im Überfluss vorhanden ist bzw. wenn ein Mangel auftritt. Dadurch wird der Qi-Fluss blockiert oder unterbrochen. Die Folge sind körperliche oder seelische Beschwerden. Das Behandlungsziel der TCM ist es daher in erster Linie, die Yin-Yang-Harmonie wiederherzustellen. So kann jedes Krankheitssymptom im Licht des Yin-Yang-Konzepts analysiert werden: Anzeichen von Hitze (Fieber) oder Erregung deuten auf eine Yang-Dominanz, Frösteln und Schläfrigkeit auf ein Übermaß an Yin. Auch akut verlaufende, schlagartig einsetzende Beschwerden sprechen für ein Überwiegen des Yang, während chronisch verlaufende Krankheiten einer Yin-Dominanz zugeordnet werden.

Erst wenn Yin und Yang wieder im Gleichgewicht sind, kann die Krankheit wirklich bewältigt und überwunden werden. Das Qi, die vitale und geistig-spirituelle Lebensenergie, kann dann wieder frei fließen.

Krankheitsauslösende Faktoren

Die Traditionelle Chinesische Medizin geht davon aus, dass meist mehrere Faktoren zusammentreffen, wenn Yang und Yin ins Ungleichgewicht geraten und eine Krankheit entsteht. Sie unterscheidet zwischen inneren Ursachen, also Emotionen, den äußeren Ursachen, gemeint sind klimatische Faktoren, und sonstigen Krankheitsursachen.

1. Äußere Krankheitsursachen

Das Wetter hat erst eine krankheitsauslösende Wirkung, wenn das Gleichgewicht zwischen dem Organismus und der Umgebung gestört ist: entweder weil das Wetter zu extrem ist oder weil ein geschwächter Körper dem Klimaeinfluss nichts entgegenzusetzen hat. Zu den klimatischen Bedingungen, den „Außenfaktoren“, zählen: Wind, Kälte, Hitze und Feuer, Feuchtigkeit und Trockenheit.

Diese Krankheitszeichen können auch im Inneren des Körpers entstehen. Dabei verbinden sich möglicherweise bestimmte Faktoren, zum Beispiel „feuchte Hitze“ oder „Wind-Hitze“. Zugleich stehen diese klimatischen Einflüsse mit jeweils einer bestimmten Jahreszeit und Wandlungsphase in Beziehung.

- *Wind:* Die Symptome sind ähnlich denen in der Natur – plötzlich auftretende, akute Beschwerden, die schnell ihre Lokalität wechseln. Das ist etwa bei Hautkrankheiten der Fall, wenn der Juckreiz von einer Stelle zur nächsten springt. Der Wind ist der Jahreszeit Frühling und dem Element Holz zugeordnet.
- *Hitze und Feuer:* Symptome sind hohe Temperatur (Fieber), Schwitzen, Durst, eine rote Zunge und ein schneller Puls. Auch rote Hautausschläge und Sonnenbrand zählen zu den Hitze-Erkrankungen. Die Hitze ist der Jahreszeit Sommer und dem Element Feuer zugeordnet.
- *Feuchtigkeit:* Symptomatisch sind Klebrigkeit, Unreinheit und Schwere. Die Feuchtigkeit dringt gerne durch feuchte Kleidung oder eine feuchte Umgebung in den Körper und besonders in die Gelenke ein, blockiert den Energiefluss und sorgt für chronische Beschwerden. Die Feuchtigkeit ist der Jahreszeit Spätsommer und dem Element Erde zugeordnet.
- *Trockenheit:* Anzeichen hierfür sind beispielsweise Halsschmerzen, eine trockene, rissige Zunge und trockene Haut. Die Trockenheit ist der Jahreszeit Herbst und dem Element Metall zugeordnet.
- *Kälte:* Anzeichen sind Frösteln, kalte Gliedmaßen, Blässe und das Bedürfnis nach Wärme. Kälte blockiert die Leitbahnen im Körper und somit das Qi. Die Kälte ist der Jahreszeit Winter und dem Element Wasser zugeordnet.

2. Innere Krankheitsursachen

Emotionale Befindlichkeiten wirken auch auf die Organe, da Körper, Geist und Seele in der TCM eine untrennbare Einheit bilden: tiefe Trauer oder lang anhaltende Sorgen ziehen immer auch eine Krankheitsanfälligkeit nach sich. Umgekehrt schließt der Therapeut etwa bei jemandem, der schnell aus der Haut fährt, auf eine energetische Störung des Funktionskreises Leber. Krankheitsauslösend sind Emotionen jedoch erst, wenn sie im Übermaß vorhanden sind oder über einen langen Zeitraum hinweg bestehen.

Als innere Auslöser einer Krankheit gelten folgende Emotionen:

→ Freude und heftige Erregung belasten das Herz.
→ Traurigkeit führt zur Schwächung der Lunge.
→ Zorn beeinträchtigt Leber, Milz und Magen.
→ Sorgen und Grübeln überlasten Milz und auch Lunge.
→ Angst schädigt die Niere.
→ Schock überlastet Niere und Herz.

3. Sonstige Krankheitsursachen

Hierzu gehören alle Auslöser, die nicht zu den inneren oder äußeren Ursachen zählen:

→ *Schwache Konstitution:* Nach chinesischer Sicht hängt die Konstitution vor allem von dem Gesundheitszustand der Eltern ab. Sie kann aber durch die Lebensweise gestärkt oder im negativen Fall noch weiter geschwächt werden.
→ *Überanstrengung:* Bei übermäßiger geistiger wie körperlicher Aktivität, ohne ausreichende Ruhepausen, erschöpft sich das Qi eines Menschen.
→ *Sexuelle Verausgabung:* Bei sexueller Aktivität wird die Niere geschwächt. Ohne angemessene Ruhepausen kann sich das Jing (Essenz) der Niere nicht genügend regenerieren.
→ *Ernährungsfehler:* Bei einer Mangelernährung erschöpfen sich das Qi und das Blut; zudem wird die Verdauung belastet. Exzessives Essen führt zu einer Feuchtigkeits- und Schleimansammlung im Organismus und beeinträchtigt ebenfalls die Verdauungsfunktion.

- *Vergiftungen und Parasiten:* Zu den Parasiten zählen insbesondere Würmer aller Art, wie Spulwürmer oder Bandwürmer. Sie befallen vor allem Verdauungstrakt und Gallenblase und führen zu Leere- und Schwächezuständen.
- *Verletzungen und Unfälle:* Stürze und Prellungen bewirken eine Stagnation von Qi und Blut.
- *Behandlungsfehler:* Durch eine falsche, nicht fachgerechte Diagnosestellung können bestehende Krankheiten noch verschlimmert werden oder Schwächezustände erst entstehen.

Doch die Traditionelle Chinesische Medizin behandelt nicht nur Krankheiten und sucht nach deren Ursprüngen, sondern versucht im Rahmen dieser ganzheitlichen Betrachtungsweise ein Entstehen von Krankheit im Vorfeld zu verhindern. Damit es gar nicht erst zu Disharmonien kommt, steht dem Ratsuchenden ein Paket an Maßnahmen zur Verfügung, das die TCM ihm an die Hand gibt. Dazu zählt auch das Konzept der chinesischen Organuhr.

Leben mit der chinesischen Organuhr

Der Mensch, ein jedes Individuum, ist nach Sicht der Traditionellen Chinesischen Medizin untrennbar in die kosmischen Abläufe und deren Gesetzmäßigkeiten eingebettet. Genauso wie alle Pflanzen und Lebewesen nach dem Takt der Natur gedeihen, werden und vergehen, unterliegt auch der Mensch trotz aller Errungenschaften der modernen Welt, trotz wissenschaftlicher Erkenntnisse und scheinbar aufgeklärter Weltsicht, dem Rhythmus der Jahreszeiten und der Mond- und Sonnenphasen, von Tag und Nacht. Er muss sein Leben nach den Himmelsgestirnen, den Witterungs- und Umwelteinflüssen ausrichten. Und er ist der Begrenzung seines ureigensten Lebenszyklus unterworfen, deren Koordinaten er zwar verschieben, aber nicht aufheben kann.

Der hohe Preis unserer Zivilisation – wenn das Leben aus der Balance gerät

Wer sich gegen diese höheren Gesetzmäßigkeiten auflehnt, an seiner Natur und Umgebung Raubbau betreibt, statt in Einklang mit ihr zu leben, gefährdet das fein ausbalancierte Gleichgewicht seines Organismus und des ihm innewohnenden Mikrokosmos. Wer sich nach einer Uhr richtet, die den natürlichen Abläufen zuwiderläuft, schadet auf lange Sicht seiner körperlichen, geistigen und seelischen Gesundheit. Und wer bei künstlichem Licht Schichtdienst leisten muss oder nächtelang durchfeiert und aufsteht, wenn es dunkel ist oder zu Bett geht, wenn sich die ersten Sonnenstrahlen zeigen, dessen Körper wird sich bald zu Wort melden. Über kurz oder lang wird er mit chronischer Schwäche, Labilität und Erschöpfung sowie mit diversen gesundheitlichen Problemen zu kämpfen haben; Verschleißerscheinungen und Alterungsprozesse machen sich vor der Zeit bemerkbar und hinterlassen an Körper und Seele ihre Spuren.

Untersuchungen bei Schichtarbeitern haben etwa gezeigt, dass eine dauerhafte Störung des Tag-und-Nacht-Rhythmus anfällig für Krankheiten macht; selbst Krebserkrankungen nahmen zu.

Der Biorhythmus steuert die Stoffwechselvorgänge

Der biologische Rhythmus, dem unser Organismus gehorcht, zeigt sich auf vielfältige Art und Weise. Nicht nur unser natürliches Schlafverhalten beruht auf Prozessen, die durch Stoffwechselvorgänge gesteuert werden. Damit sich der Körper nachts regenerieren kann, laufen fast alle Systeme auf Sparflamme: Die Reaktionszeit verlangsamt sich, die Aufmerksamkeitsspanne wird kleiner, und die Körpertemperatur sinkt auf ein Minimum. Bei Tätigkeiten, die starke Konzentration erfordern, droht eine hohe Fehlerquote.

Durch das Absinken der Körpertemperatur bereiten wir uns auf den Schlaf vor. Im Nucleus suprachiasmaticus (das im Hypothalamus, oberhalb der Kreuzung des Sehnervs gelegene Kerngebiet) wahrgenommene Lichtreize werden an die Zirbeldrüse des Zwischenhirns weitergeleitet und sorgen für die Ausschüttung des Schlafhormons Melatonin. Auch Blutdruck und Herzfrequenz sind an bestimmte Rhythmen gebunden und schwanken je nach Tageszeit: Herzschlag, Atemfrequenz und Blutdruck sinken nachts auf ihre niedrigsten Werte, steigen vormittags steil an und erreichen am Nachmittag noch einmal ein zweites Hoch.

Unser Tagesablauf ist von einem ständigen Auf und Ab bestimmt, in dem alle unsere Organe wechselnde Phasen niedriger und hoher Aktivität zeigen.

Wenn die innere Uhr aus dem Takt gerät

Die vielfältigen Einflüsse, die heute auf uns wirken, die Zwänge, denen wir im Berufs-, aber auch im Privatleben ausgesetzt sind – häufig sogar, ohne es zu bemerken –, entfernen uns immer mehr von unserem natürlichen Rhythmus. Selbst wenn der Körper dem anwachsenden Druck standhält, fühlen wir uns trotzdem eingezwängt und fremdbestimmt, obwohl wir unseren eigenen Tagesablauf entwerfen, der offenbar keine Routinen und Gesetzmäßigkeiten kennt.

Eingebunden in ein umso engeres Terminkorsett, das uns oft kaum noch Luft zum Durchatmen lässt, hetzen wir von einem Programmpunkt zum nächsten und fragen uns gleichzeitig irritiert, wo nur die Zeit geblieben ist.

Während wir also ständig mehr oder weniger hektisch auf den Sekundenzeiger unserer tickenden Uhr blicken, haben wir verlernt, auf unsere innere Uhr zu hören. Wir haben verlernt, die Zeichen, die uns unser Körper übermittelt, zu deuten. Statt uns in der freien Natur zu regenerieren, den alltäglichen Stress loszulassen und einmal im wahrsten Sinn des Wortes tief Luft zu holen, sitzen wir den ganzen Tag in beheizten und klimatisierten Räumlichkeiten und rühren uns kaum vom Fleck – unsere Bewegung beschränkt sich auf den Weg zum Drucker oder im besten Fall zur ein paar Schritte entfernten Kaffeeküche. Abends nimmt das Leben als lethargische Couch-Potato vor dem Fernseher seinen weiteren Gang.

Das „dicke" Ende

Übergewicht, Bluthochdruck und Herz-Kreislauf-Beschwerden sind die Folgen für diesen vom natürlichen Rhythmus abgekoppelten Lebensstil. Durch den ständig unterbrochenen oder gestörten Schlafrhythmus kämpfen viele Menschen zudem mit chronischer Schlaflosigkeit. Sie leiden unter

Dauerstress und fühlen sich bereits morgens abgehetzt und erschöpft. Nicht selten stellt sich eine Reihe psychosomatischer und auch psychischer Beschwerden ein.

Die Organuhr als Taktgeber

Spätestens wenn die gesundheitlichen Probleme überhandnehmen, ist es an der Zeit, sich wieder auf das Wesentliche zu besinnen und der Natur ihr Recht zu lassen. Wer eine Umkehr wagen möchte, zurück in den Schoß der Natur, der erhält mit der jahrtausendealten chinesischen Organuhr ein wirksames Hilfsmittel und Instrument an die Hand, wieder zu einem natürlichen Lebensrhythmus zurückzufinden: Eingängig und übersichtlich zeigt die Organuhr im Zweistundentakt den Fluss unserer Energien an – den zweistündigen Rhythmus, in dem das Qi jeweils einen Organkreis besonders stark durchströmt und dort seinen Höhepunkt erreicht. Wenn wir diese Zeiten beachten und die Aktivitätsströme für uns nutzen, während wir gleichzeitig die Ruhephasen einhalten, leisten wir einen großen Beitrag zu unserem Wohlbefinden und unserer Gesundheit. Denn bemerkenswert ist, dass die aus dem Qi-Fluss resultierenden Organzeiten in hohem Maße mit den heutigen wissenschaftlichen Erkenntnissen über die Prozesse, die im 24-Stunden-Rhythmus in unserem Körper ablaufen, übereinstimmen.

Doch worauf gründet sich das Konzept der chinesischen Organuhr, das in der heutigen stressgeplagten Zeit nicht umsonst eine Art Renaissance erlebt?

Der chinesische Kalender – Geschichte und Ursprünge der Organuhr

Neben dem Konfuzianismus und dem Buddhismus wurde China maßgeblich durch den Daoismus geprägt, eine chinesische Philosophie und Weltanschauungslehre, deren Ursprünge im 4. Jahrhundert vor Christus liegen.

Die daoistische Sichtweise des Alten China entwarf das Bild einer ganzheitlichen kosmischen Ordnung, in der sich der Mensch als dritte Komponente zwischen Himmel und Erde bewegt. Sein Schicksal ist abhängig von allen Vorgängen zwischen Himmel und Erde; er muss sich als schwächstes Glied den Gesetzmäßigkeiten der Natur und den klimatischen Bedingungen unterordnen und den Weisungen des Himmels folgen.

Weil man davon ausging, dass Störungen dieses fragilen Gleichgewichts zu Krankheit und Tod führen mussten, schien es für den Menschen lebenswichtig zu erforschen, wie die Himmelsgestirne das Leben auf der Erde beeinflussten. Gleichzeitig musste der Mensch sein Tun und Handeln voll und ganz danach ausrichten und sich den natürlichen Abläufen anpassen. Durch das Beobachten der Himmelskörper erhoffte man sich, den Eintritt bestimmter Ereignisse vorhersagen zu können: In früheren Zeiten glaubte man zum Beispiel, dass die Wirkkräfte der fünf Wandlungsphasen den Beginn einer neuen Herrscherdynastie anzeigen würden.

Aus diesen Beobachtungen und Vorgaben resultierte ein komplexes ganzheitliches Gedankengebäude, in dem die Theorie der fünf Wandlungsphasen mit astrologischen und astronomischen Beobachtungen, der Orakelkunst des I Ging (das „Buch der Wandlungen"), der Meteorologie und medizinischen Erkenntnissen verschmolz.

Die kaiserliche Zeitrechnung

Bis 1912 anlässlich der Gründung der Republik China der gregorianische Kalender eingeführt wurde, richtete sich die Bevölkerung Chinas nach dem alten offiziellen Kalender des Kaiserreichs. Der Legende nach geht er auf den legendären Kaiser Huang Di zurück, der ihn im Jahre 2636 v. Chr. eingeführt haben soll. Funde datieren seine Anfänge zumindest bis ins 14. Jahrhundert v. Chr.

Dieser lunisolare Kalender (von lateinisch: „luna“ = Mond und „sol“ = Sonne) orientiert sich bei der Jahresrechnung an Sonne und Mond. Er kombiniert die Bewegungen der Erde um die Sonne mit den Bewegungen des Mondes um die Erde und wird heute noch zur Bestimmung traditioneller Festtage herangezogen.

Auf ihm fußen zudem komplizierte astrologische Berechnungen, die auf den exakten astronomischen Stellungen von Mond und Sonne beruhen und im Folgenden nur angedeutet werden können.

Himmelsstämme und Erdenzweige

Das chinesische Jahr beginnt mit dem zweiten Neumond nach der Wintersonnwende – also zwischen dem 21. Januar und dem 21. Februar. Bei der Berechnung bilden nicht die Sternkonstellationen die Grundlage, sondern die zwölf sogenannten Erdenzweige, die jeweils gemeinsam mit den zehn Himmelsstämmen und Yin und Yang herrschen.

Zeitangaben werden also nicht mittels der Angabe von Jahr, Monat, Tag und Stunde definiert, sondern durch wiederkehrende rhythmische Muster bzw. zyklische Zeichen: der

Zeichenreihe der zehn Himmelsstämme und der Zeichenreihe der zwölf Erdenzweige, die nach einem durchlaufenden System miteinander kombiniert werden. Die Himmelsstämme und Erdenzweige versinnbildlichen den Rhythmus der Zeit. Sie dienen nicht nur der Zählung, sie werden auch zur Deutung von Ereignissen herangezogen.

→ Die *zehn Himmelsstämme* (chinesisch 天干 tiāngān): Die Himmelsstämme wurden in früheren Zeiten für die Erscheinung von Himmelsbildern verwendet. Je zwei Himmelsstämme entsprechen einem der fünf Elemente und verkörpern jeweils den Yin- und Yang-Aspekt dieser fünf Wandlungsphasen. Damit stellen sie zehn verschiedene Energiezustände dar. Jedem Jahr wird ein Himmelsstamm zugeordnet.

Himmelsstämme	甲	乙	丙	丁	戊
Pinyin Name	jiǎ	yǐ	bǐng	dīng	wù
Fünf Elemente	土 Erde	金 Metall	水 Wasser	木 Holz	火 Feuer

Himmelsstämme	己	庚	辛	壬	癸
Pinyin Name	jǐ	gēng	xīn	rén	guǐ
Fünf Elemente	土 Erde	金 Metall	水 Wasser	木 Holz	火 Feuer

→ Die *zwölf Erdenzweige* (chinesisch 地支 dìzhī): Die Erdenzweige sind ein altes chinesisches Nummerierungssystem. Sie sind nach den zwölf chinesischen Tierkreiszeichen benannt. Auch sie werden Yin und Yang zugeordnet. Sie stehen für jeweils eine Doppelstunde des Tages und für die Bezeichnung der Jahre in einem 12er-Zyklus. 子(zi) entspricht zum Beispiel 23:00 bis 1:00 Uhr. Zudem verkörpern sie eine bestimmte Himmelsrichtung (bei einer 30°-Einteilung). Die Erdenzweige üben Einfluss auf das Wetter und klimatische Vorgänge aus.

Doppelstunde	Zeit	Erdenzweig	Tierkreiszeichen	Meridian	Yin / Yang
1	23–1 Uhr	zi	子 zǐ: Ratte	Gallenblase	Yang
2	1–3 Uhr	chou	丑 chǒu: Büffel	Leber	Yin
3	3–5 Uhr	yin	寅 yín: Tiger	Lunge	Yin
4	5–7 Uhr	mao	卯 mǎo: Hase	Dickdarm	Yang
5	7–9 Uhr	chen	辰 chén: Drache	Magen	Yang
6	9–11 Uhr	si	巳 sì: Schlange	Milz-Pankreas	Yin
7	11–13 Uhr	wu	午 wǔ: Pferd	Herz	Yin
8	13–15 Uhr	wei	未 wèi: Schaf	Dünndarm	Yang
9	15–17 Uhr	shen	申 shēn: Affe	Blase	Yang
10	17–19 Uhr	you	酉 yǒu: Hahn	Niere	Yin
11	19–21 Uhr	xu	戌 xū: Hund	Perikard	Yin
12	21–23 Uhr	hai	亥 hài: Schwein	Dreifacher Erwärmer	Yang

Der 60er-Jahre-Zyklus

Aus der Kombination der zehn Himmelsstämme mit den zwölf Erdenzweigen ergibt sich ein Zyklus von 60 Jahren (die erste durch zehn und zwölf teilbare Zahl). Jeder Zeitkreis beginnt mit dem „Jahr der Ratte", das alle zwölf Jahre wiederkehrt. Zusätzlich wird den Erdenzweigen jedes Jahr ein Element aus den fünf Wandlungsphasen zugeordnet: Holz, Feuer, Erde, Metall oder Wasser. 2013 etwa stand unter der Regentschaft der „Wasser-Schlange", 2014 ist das Jahr des „Holz-Pferdes". Nach 60 Jahren beginnt der Zyklus von Neuem.

Der Tag wiederum ist in zwölf Doppelstunden aufgegliedert, die erste beginnt um 23 Uhr. Diese zwölf Doppelstunden wurden nach den zwölf Erdenzweigen eingeteilt. Jeder dieser zwölf Doppelstunden wurde nun je ein Organ zugeordnet. Die Aufteilung der Organe in einen 24-Stunden-Rhythmus und die paarweise Ordnung der Meridiane und Organe gehen also letztlich aus den astrologischen und astronomischen Beobachtungen des alten Chinas hervor.

Die jeweils herrschenden Erdenzweige und Himmelsstämme beeinflussen das Leben auf der Erde. Sie bestimmen über die Geschehnisse und Vorgänge auf der Erde und über die Persönlichkeit der in ihrem Zeichen Geborenen. Den jeweiligen Zeitabschnitten werden bestimmte Eigenschaften und Zyklen zugewiesen, die sich gegenseitig überlagern: Der Zyklus der zehn Himmelsstämme wird mit dem Zyklus der Erdzweige, dem Jahreszyklus der fünf Elemente, dem Monatszyklus der zwölf Tiere, Yin und Yang etc. in Beziehung gesetzt. So können im Umkehrschluss jedem beliebigen Zeitpunkt, etwa der Stunde einer Geburt, eine Reihe von Eigenschaften und Charakteristika zugewiesen werden, mit dem dieser Moment bewertet und gedeutet werden kann. Auch Erscheinungen am Himmel und in der Natur lassen sich mit diesem System erklären.

Zwölf Erdenzweige	**Pinyin-Name**	**Zwölf Tierkreiszeichen**	**Monat**	**Jahreszeit**	**Tageszeit**	**Sechs Außenfaktoren**
子	zǐ	Ratte	Jan.	Winter	23–1 Uhr	Hitze
丑	chǒu	Büffel	Feb		1–3 Uhr	Feuchtigkeit
寅	yín	Tiger	März	Frühling	3–5 Uhr	Feuer
卯	mǎo	Hase	April		5–7 Uhr	Trockenheit
辰	chén	Drache	Mai		7–9 Uhr	Kälte
巳	sì	Schlange	Juni	Sommer	9–11 Uhr	Wind
午	wǔ	Pferd	Juli		11–13 Uhr	Hitze
未	wèi	Ziege	Aug.		13–15 Uhr	Feuchtigkeit
申	shēn	Affe	Sept.	Herbst	15–17 Uhr	Feuer
酉	yǒu	Hahn	Okt.		17–19 Uhr	Trockenheit
戌	xū	Hund	Nov.		19–21 Uhr	Kälte
亥	hài	Schwein	Dez.	Winter	21-23 Uhr	Wind

Diagnose durch Klimaprognose

Mithilfe der Kombination von Himmelsstämmen und Erdenzweigen und der Zuordnung zu den Jahreszeiten und den sechs Außenfaktoren (Wetter) prognostizierte man in der Traditionellen Chinesischen Medizin auch Klimaveränderungen und die Entwicklung von Krankheitsbildern infolge klimatischer Veränderungen.

Insgesamt betrachtet sind Himmelsstämme und Erdenzweige, die den Rhythmus der Zeit abbilden, ein Symbol für die Entwicklung der Lebensenergie Qi. Auch der Fluss von Qi und Blut durch die Leitbahnen im Mikrokosmos des menschlichen Organismus geschieht nicht gleichförmig, sondern unterliegt einem zeitlichen Rhythmus und Wandel: Ihr Fluss ändert sich periodisch im Zweistundentakt.

Der Tag im Zweistundenrhythmus

In der Chronoakupunktur (siehe Seite 153) wird der Zweistundentakt bei der therapeutischen Behandlung berücksichtigt – da jeweils bestimmte Akupunkturpunkte zu diesen Stunden offen bzw. zugänglicher sind, kann über diese Punkte wirksamer auf den Energiekreislauf Einfluss genommen werden.

Ähnliches gilt für die mit den Meridianen verbundenen Organe. Durch den zweistündigen, phasenweisen Wechsel des Qi-Stroms erreicht jeweils ein Meridian und der ihm zugehörige Organkreis zu einer bestimmten Doppelstunde seinen energetischen Höhepunkt, während ein anderer in die Ruhephase eintritt.

Der große Energiekreislauf

Die zwölf Hauptmeridiane bilden hintereinander geschaltet den sogenannten großen Energiekreislauf. Hierbei fließt das Qi von einem Meridian zum anderen, bis es den ganzen Körper durchlaufen und sich ein geschlossener Kreislauf gebildet hat.

Der Qi-Kreislauf beginnt im Brustkorbbereich in der Lunge, denn alles Leben beginnt mit einem Atemzug. Von dort aus strömt das Qi dann direkt in die Meridiane. Nachdem sie den Lebermeridian durchlaufen hat, fließt die Lebensenergie Qi

Der große Energiekreislauf

Lunge → Dickdarm → Magen → Milz → Pankreas → Herz → Dünndarm → Harnblase → Niere → Perikard → Dreifach-Erwärmer → Gallenblase → Leber sofort wieder in den Lungenmeridian ein, und der Kreislauf beginnt ohne Unterbrechung von Neuem.

Hoch- und Ruhephasen der Organe und Leitbahnen

Der rhythmische Fluss des Qi unterliegt dabei Schwankungen – das Qi zirkuliert nicht gleichmäßig in den Organen und Meridianen, sondern kennt Zeiten stärkerer und schwächerer Aktivität, sogenannte Maximal- und Minimalzeiten: Im 24-Stunden-Rhythmus strömt jeweils zwei Stunden lang besonders viel Qi durch einen bestimmten Meridian und das ihm zugehörige Organ. Anschließend wird dieser erhöhte Energiefluss für wiederum zwei Stunden dem nächsten Meridian und Organ zuteil, den das Qi durchläuft: Auf die zweistündige Lungen-Hochphase folgt also eine zweistündige Dickdarm-Hochphase, anschließend entfaltet das Qi seine maximale Aktivität im Magen etc.

Tageszeit	Maximalzeit	Minimalzeit
23–1 Uhr	Gallenblase	Herz
1–3 Uhr	Leber	Dünndarm
3–5 Uhr	Lunge	Blase
5–7 Uhr	Dickdarm	Niere
7–9 Uhr	Magen	Perikard
9–11 Uhr	Milz	Dreifacher Erwärmer
11–13 Uhr	Herz	Gallenblase
13–15 Uhr	Dünndarm	Leber
15–17 Uhr	Blase	Lunge
17–19 Uhr	Niere	Dickdarm
19–21 Uhr	Perikard	Magen
21–23 Uhr	Dreifacher Erwärmer	Milz

Demgegenüber gibt es auch einen zweistündigen Zeitraum, in dem das Qi jeweils nur schwach durch einen Meridian und sein Organ fließt – diese Minimalzeit, also Ruhephase, tritt jeweils genau zwölf Stunden nach der Phase erhöhter Aktivität ein. In dieser Zeit sollte das Organ möglichst wenig gestört werden.

Zu beachten ist, dass Sie diesen Zeiten im Sommer wegen der Sommerzeit eine Stunde hinzufügen müssen.

Die Organuhr in der Praxis – Aktivitäts- und Ruhephasen nutzen

Das Leben der Natur und aller Lebewesen ist vom zyklisch wiederkehrenden Wechsel der Jahreszeiten und vom ständigen Wechsel von Tag (Yang = Aktivität) und Nacht (Yin = Ruhe) bestimmt. Doch in unserer heutigen stressgeplagten Zeit, gerät der Tagesrhythmus nur zu leicht aus der Balance. Obwohl man meistens insgeheim weiß, dass man seinem Körper nichts Gutes tut, lässt man wichtige Grundregeln, welche die Gesundheit betreffen, gerne außer Acht. Auch wenn der Körper das eine Zeitlang und vor allem in jungen Jahren gut wegstecken kann, irgendwann melden sich die Zipperlein, die auf lange Sicht auch in ernsthafte Erkrankungen umschlagen können.

Auch der Arbeit ist es dienlich, wenn man sie in den Stunden erledigt, in denen die beteiligten Organe am leistungsfähigsten sind. Statt sich stundenlang herumzuquälen, während man mit chronischer Müdigkeit kämpft oder eigentlich dringend eine kleine Mahlzeit zu sich nehmen sollte, tut man gut daran, seinen Tag so zu strukturieren, dass die Arbeitsphasen mit Zeiten der Regeneration und Muße harmonieren. Die Arbeit geht nicht nur leichter von der Hand, es bleibt Ihnen auch mehr Freizeit, um sich den Dingen zu widmen, die Ihnen wichtig sind.

Alles Übermäßige, Exzesse und Maßlosigkeiten stören nach der Traditionellen Chinesischen Medizin die Harmonie von Körper, Seele und Geist. Und wer unter Stress und Anspannung steht, lässt häufig auch sein Umfeld darunter leiden.

Die Organuhr gibt Ihnen ein gutes Hilfsmittel an die Hand, den Tag im Einklang mit der Natur und dem eigenen Biorhythmus zu strukturieren. Grob gesagt, sollte der Vormittag mit einem reichhaltigen Frühstück beginnen, dann widmet man sich am besten der Arbeit, welche die höchste Konzentration erfordert. Am Mittag darf man gerne kommunikationsfreudig sein. Der Nachmittag eignet sich nach einer kurzen Regenerationsphase wieder gut zur Erledigung von Arbeiten. Und der Abend sollte der Geselligkeit vorbehalten sein, während man den frühen Schlaf nicht durch eine kalorienreiche Mahlzeit beschweren sollte.

Erkennung seelischer und körperlicher Krankheiten

Mithilfe der Organuhr lassen sich seelische und körperliche Krankheiten besser erkennen, diagnostizieren und bewerten. Wenn man etwa immer zur selben Zeit aufwacht, kann das auf energetische Störungen in dem betreffenden Organ hindeuten, das gerade seine Maximalzeit hat. In der Zeit zwischen ein und drei Uhr zum Beispiel lässt das auf Disharmonien des Funktionskreises Leber schließen. Jemand, der unter Migräne leidet, wacht in dieser Zeit oftmals mit Kopfschmerzen auf.

Übermaß-Symptome und Fülle-Zustände machen sich hierbei zu den Maximalzeiten der Funktionskreise bemerkbar, die Beschwerden verstärken sich. Leere- und Mangel-Zustände zeigen sich während der Ruhephasen der Organe. Ein Mangel des Nieren-Qi beispielsweise zeigt sich häufig frühmorgens zwischen fünf und sieben Uhr. Wenn es Zeit zum Aufstehen ist, kommen Sie dann nur schwer aus dem Bett und fühlen sich matt und erschöpft. Umgekehrt bessern sich Mangel-Symptome in der energetischen Hochphase der Organe und Fülle-Beschwerden während ihrer Minimalzeit. Bei ernsten und dauerhaften gesundheitlichen Problemen sollte grundsätzlich immer ein Arzt oder Therapeut hinzugezogen werden. Doch die oben genannten Beobachtungen könnten ein erster Hinweis und ein Warnzeichen für ein bestehendes Ungleichgewicht sein. Ein frühzeitiges Erkennen erspart Ihnen vielleicht den späteren Gang zum Arzt. Eine sanfte Heilung und Vorbeugung durch die später noch vorgestellten Therapiemöglichkeiten, eine frühzeitige Umstellung destruktiver Lebensgewohnheiten und falscher Ernährung wird wohl ein jeder einer späteren ernsthaften Erkrankung vorziehen.

Gesunderhaltung, Behandlung und Heilung

Wie bereits erwähnt, sprechen die Organe in ihren Hochphasen zum Beispiel am besten auf eine Akupressur- oder Akupunkturbehandlung an. Die Nadelung zur Stärkung der Milz etwa empfiehlt sich am besten in der Zeit kurz vor elf Uhr. Wenn sich das Organ in der Ruhephase befindet, kann die Wirkung hingegen schwächer ausfallen.

Auch beim Qigong sollten Konzentrations- und Bewegungsübungen, durch die das Qi bestimmter Funktionskreise gestärkt werden soll, regelmäßig zur Hochphase des jeweiligen Organs ausgeführt werden. Sie entfalten dann eine stärkere seelisch-geistige Heilwirkung.

Wenn Sie Ihren Tag mit der Organuhr gleichmäßig strukturieren und frühzeitig eine Disbalance in Ihrem Leben ausfindig machen, können Sie durch eine rechtzeitige, sanfte und ausgleichende Heilbehandlung zu Gesundheit und Wohlbefinden zurückfinden, ohne dass Sie auf Medikamente oder chemische Wirkstoffe zurückgreifen müssen.

Doch wie sieht ein strukturierter Tagesablauf im Einklang mit Ihren Organzeiten aus?

Der 24-Stunden-Rhythmus des Körpers

Nach der Lehre der Fünf Elemente beginnt die Organuhr um drei Uhr morgens, wenn die Lunge ihre stärkste Aktivität entfaltet:

3–5 Uhr

Hochphase: Lunge – Ruhephase: Harnblase

- Zwischen drei und vier Uhr nachts wird die höchste Menge an Melatonin ausgeschüttet. Das Hormon steuert den Schlaf-Wach-Rhythmus und sorgt für einen ruhigen Schlaf. Bei einem gestörten Melatoninspiegel kann es zu Schlafproblemen kommen.
- Die Niere arbeitet jetzt auf Sparflamme.
- Gegen vier Uhr ist die Lunge besonders anfällig. Disharmonien des Lungen-Meridians können in der Zeit zwischen vier und fünf Uhr Atemstörungen, Allergien, Asthmaanfälle, Husten und Hitzegefühle auslösen. Bei einer erhöhten Infektanfälligkeit bedarf der Lungen-Meridian einer Stärkung.
- Auch der Blutdruck unterliegt in dieser Zeit natürlichen Schwankungen, die durch den Biorhythmus gesteuert werden. Während der Nacht sinkt der Blutdruck zunächst auf seinen niedrigsten Wert. Der Körper gerät leicht ins Frösteln. Am frühen Morgen zwischen vier und fünf Uhr steigt der Blutdruck dann wieder an. Es besteht ein erhöhtes Infarkt- und Schlaganfallrisiko.
- In dieser Nachtphase sammelt der Körper seine Kräfte für den kommenden Tag. Er erholt und regeneriert sich, um erneut Energie zu tanken.

- Sorgen Sie im Vorfeld für eine ungestörte Nachtruhe und ausreichende Frischluftzufuhr, damit der Körper in dieser Zeit Energie tanken und ausreichend Abwehrkräfte aufbauen kann.

5–7 Uhr

Hochphase: Dickdarm – Ruhephase: Niere

- Ab sechs Uhr morgens steigt die Körpertemperatur langsam an. Der Körper wechselt von der Regenerationsphase in die Aufwachphase.
- Zwischen fünf und sieben Uhr hat der Dickdarm seine stärkste Aktivitätsphase. Das ist die Zeit, sowohl auf geistiger wie auch körperlicher Ebene, Ballast loszuwerden, sich von allem Überflüssigen, Belastenden zu trennen und das Energiesystem neu auszubalancieren.
- Die Körperfunktionen werden wieder aktiv, der Tag bricht an. Um diese Zeit werden besonders viele Sexualhormone ausgeschüttet.
- Lassen Sie morgens viel Licht in Ihren Schlafraum. Die Helligkeit hemmt die Ausschüttung des Schlafhormons Melatonin und wirkt aktivierend. Dadurch fällt auch das Aufstehen leichter.
- Beginnen Sie den Tag ganz unbelastet, und lassen Sie Vergangenes hinter sich. Konzentrieren Sie sich einfach auf die wesentlichen Dinge des Tages. Sie werden sehen, morgens erscheinen viele Dinge auch in einem neuen Licht.
- Trinken Sie gleich nach dem Aufstehen ein Glas warmes Wasser. Wasser wird im Gegensatz zu Kaffee vom Körper sehr schnell aufgenommen und kann dadurch den nächtlichen Flüssigkeitsverlust optimal ausgleichen.

7–9 Uhr

Hochphase: Magen – Ruhephase: Kreislauf/Perikard

→ Die Hormonproduktion wird angekurbelt: Kurz nach dem Aufwachen erreicht die Ausschüttung des Stresshormons Cortisol, das in der Nebennierenrinde gebildet wird, ihren höchsten Wert. Cortisol hat Einfluss auf den Fettstoffwechsel und Blutzucker, wirkt entzündungshemmend und bremst überschießende Immunreaktionen.

→ Nach den nächtlichen Reinigungsvorgängen beginnt jetzt der Verdauungsapparat aktiv zu werden. Der Körper benötigt Nährstoffe. Zugeführte Kalorien werden nicht in Fett, sondern schnell in Energie verwandelt.

→ Nehmen Sie sich morgens die Zeit, um mit Gymnastik Ihren Kreislauf sanft in Schwung zu bringen. Auch Atemübungen erleichtern einen harmonischen Einstieg in den Tag.

→ Herz-Kreislauf-Medikamente erzielen morgens die nachhaltigste Wirkung.

→ Verzichten Sie keinesfalls auf Ihr Frühstück. Es kann gerne reichhaltiger ausfallen: Der Magen zeigt jetzt seine stärkste Aktivität. Morgens verbrennt der Körper Kohlenhydrate schneller, und die Nahrung wird optimal verarbeitet. Die Traditionelle Chinesische Medizin empfiehlt bereits morgens eine warme Mahlzeit, etwa einen Brei oder eine Suppe.

9–11 Uhr

Hochphase: Milz und Bauchspeicheldrüse
Ruhephase: Dreifacher Erwärmer

- Nach den morgendlichen Aufstehritualen und einem ausgewogenen Frühstück erreicht vormittags der Funktionskreis Milz, der unsere Mitte repräsentiert, seinen höchsten Energiefluss. Tatkräftig und innerlich gefestigt können wir erfolgreich in den Tag starten.
- Vormittags ist die Adrenalinausschüttung am höchsten, die Durchblutung ist gesteigert. Der Körper zeigt sich in dieser Zeit besonders widerstandsfähig.
- Ab zehn Uhr ist unsere Konzentrations- und Lernfähigkeit am höchsten.
- Wichtige Vorhaben und Termine oder Prüfungen sollten in dieses Zeitfenster gelegt werden, da wir jetzt am leistungs- und aufnahmefähigsten sind.
- Vormittags ist ein günstiger Zeitpunkt für Arztbesuche und operative Eingriffe.

11–13 Uhr

Hochphase: Herz – Ruhephase: Gallenblase

- Bis etwa zwölf Uhr hält die hohe Leistungskurve an. Dann lässt die Aufmerksamkeit zusehends nach.
- Der Körper beginnt sich auf die Nahrungszufuhr vorzubereiten und steigert seine Magensäureproduktion. Vom Körper aufgenommene Kohlenhydrate und Fette werden jetzt optimal verdaut.
- Besonders nach üppigen, schweren Mahlzeiten sinkt allerdings auch die geistige und körperliche Leistungsfähigkeit –

sämtliche Körperfunktionen werden von der Verdauung bestimmt.

- Die Hochphase des Herzes eignet sich gut für Kommunikatives – die ideale Zeit für Telefonate, Besprechungen und Konferenzen.
- Wenn sich gegen Mittag allmählich der Magen meldet, ist es Zeit für eine Pause, damit der Körper Energie aufnehmen und sich regenerieren kann. Vermeiden Sie in dieser Zeit körperliche Überlastungen, Stress oder unnötige Hetze.
- Genießen Sie die mittägliche Auszeit, und sorgen Sie für eine heitere, entspannte Atmosphäre. Verabreden Sie sich mit Freunden.
- Das Mittagessen sollte nicht zu reichhaltig ausfallen, damit der Funktionskreis Milz-Magen nicht überlastet wird. Die Nahrungsmittel wählen Sie nach Möglichkeit im Einklang mit den saisonalen Angeboten. Fleisch sollte nur in Maßen gegessen werden.

13–15 Uhr

Hochphase: Dünndarm – Ruhephase: Leber

- Zwischen 13 und 15 Uhr kommt es nach der Nahrungsaufnahme zu einer erhöhten Enzymaktivität im Dünndarm: Der Nahrungsbrei wird in Fette, Proteine und Kohlenhydrate zerlegt, um unseren Körper mit Energie zu versorgen.
- Das Mittagstief zieht gerne auch ein Motivationsloch nach sich: Das Gehirn schüttet das Schlafhormon Melatonin aus, und die Konzentrationsfähigkeit sinkt – die ideale Zeit für eine kurze Regenerationsphase.

- Ab 14 Uhr kündigt sich ein zweites nachmittägliches Leistungshoch an.
- Das Immunsystem läuft nachmittags auf Hochtouren und sorgt für die meisten Abwehrstoffe. Gegen 15 Uhr ist das Schmerzempfinden geringer.
- Vermeiden Sie nach dem Essen starke körperliche Anstrengungen. Verrichten Sie nur leichte Tätigkeiten, um die Verdauung nicht zu beeinträchtigen.
- Wenn die Aufmerksamkeitsspanne gering ist und Müdigkeit einsetzt, können zwischendurch gut Telefonate und Routinearbeiten erledigt werden.
- Sie können auch eine kurze 15-bis 30-minütige Siesta einlegen, wenn Sie die Möglichkeit dazu haben. Oder Sie machen einen kleinen Spaziergang. Das ordnet die Gedanken und verschafft Ihnen eine gesunde Distanz zu den Lasten und Problemen des Alltags. Anschließend können Sie sich entspannt und mit neuer Energie Ihren Nachmittagsaktivitäten widmen.

15–17 Uhr

Hochphase: Harnblase – Ruhephase: Lunge

- Die Blase zeigt ihre stärkste Aktivität. Der Blasenmeridian regt die Nierenfunktion an und führt zu einer vermehrten Urinausscheidung.
- Gegen 16 Uhr steigt die Leistungskurve ein drittes und letztes Mal an. Wer den Vormittag vertrödelt hat oder andere Dinge erledigen musste, kann jetzt noch einmal loslegen, um sein Tagespensum zu erfüllen und den Nachmittag harmonisch ausklingen zu lassen.
- Das Langzeitgedächtnis erreicht sein Nachmittagshoch.

- Wegen der vermehrten Flüssigkeitsausscheidung der Blase sollten Sie jetzt ausreichend trinken, dadurch entgiften Sie Ihren Körper. Empfehlenswert ist Wasser oder ein warmer Kräutertee.
- Der Nachmittag eignet sich nicht nur hervorragend, um sich auf Prüfungen vorzubereiten und konzentriert zu arbeiten. Der Zeitpunkt ist auch ideal für sportliche Aktivitäten.

17–19 Uhr

Hochphase: Niere – Ruhephase: Dickdarm

- Die Leistungsfähigkeit lässt langsam nach, die Körperfunktionen gehen zurück. Entspannung setzt ein.
- Ab 18 Uhr sollten auch Milz und Magen langsam zur Ruhe kommen, damit sie sich bis zum nächsten Morgen ausreichend regenerieren können.
- Auch wenn wir uns körperlich und geistig jetzt vielleicht noch voller Energie fühlen, sollten wir diese Kraft zum Auffüllen der Nierenenergie nutzen. Schließlich speichern die Nieren das Qi, unsere Lebensenergie. Arbeiten Sie nicht bis in den späten Abend hinein, sondern lassen Sie den Tag ruhig ausklingen. Genießen Sie die Zeit mit Ihrer Familie oder Freunden.
- Wenn Sie nach den Anstrengungen des Tages zur Ruhe kommen wollen, eignet sich der frühe Abend auch gut zur Meditation oder zu Yogaübungen.
- Essen Sie abends nicht zu spät und vor allem nicht zu reichhaltig. Nehmen Sie lieber leichtere und am besten warme Mahlzeiten zu sich, etwa eine heiße Suppe. Sorgen Sie dabei für eine entspannte Atmosphäre. Milz und Magen wissen es zu schätzen.

19–21 Uhr

Hochphase: Kreislauf /Perikard (Herzbeutel)
Ruhephase: Magen

- → Ab 19 Uhr werden Puls und Blutdruck heruntergefahren. Der Körper stellt sich auf Ruhe ein und ist besonders harmoniebedürftig.
- → Auch der Magen tritt in seine Ruhephase ein und sollte Zeit zur Regeneration haben.
- → Der Herzbeutel-Meridian ist besonders aktiv – er schützt das Herz vor schädlichen Einflüssen, steuert die Libido und stabilisiert den Kreislauf.
- → Verzichten Sie auf ein üppiges, kohlenhydrathaltiges Nachtmahl oder auf Chips & Co am Abend vor dem Fernseher. Die Verdauungsorgane befinden sich bereits in der Ruhephase und arbeiten nur noch im Schongang. Auch Obst und Rohkost liegen dann schwer verdaulich im Magen und bilden belastende Gär- oder Fäulnisstoffe aus.
- → Gerade diese wertvollen Stunden, in denen die Anspannung des Tages von Ihnen abfällt, sollten Sie nicht vor dem Fernseher oder Computer verbringen. Widmen Sie Ihre Aufmerksamkeit den Menschen, die Ihnen nahestehen.

21–23 Uhr

Hochphase: Dreifacher Erwärmer
Ruhephase: Milz und Bauchspeicheldrüse

- → Ab 21 Uhr erhöht sich die Melatoninkonzentration und führt zu einer erhöhten Schlafbereitschaft.
- → Die Verdauungsorgane gehen in die Regenerationsphase über.

→ Das Immunsystem ist besonders aktiv.
→ Geben Sie Ihren abendlichen und nächtlichen Heißhungerattacken nicht nach: Die Verdauungsorgane befinden sich bereits in der Ruhephase. Trinken Sie stattdessen einen warmen Kräutertee – er entspannt die Verdauungsmuskulatur und lässt Sie leichter einschlafen.
→ Um diese Zeit sollten Sie sich nicht mehr mit Problemen und Sorgen beschäftigen. Bereiten Sie sich gedanklich auf die Nachtruhe vor, und gehen Sie möglichst immer zur gleichen Zeit schlafen, idealerweise vor 24 Uhr. Nur ein gesunder, ungestörter Schlaf verhilft zu einer gesunden Mitte.
→ Viele Medikamente entfalten abends die beste Wirkung (z.B. Allergie- und Asthmamittel oder Mittel gegen Depressionen).

23–1 Uhr

Hochphase: Gallenblase – Ruhephase: Herz

→ Die Vitalfunktionen wie Herzfrequenz, Blutdruck und Körpertemperatur werden heruntergefahren. Der Stoffwechsel wird träge.
→ Während der Nacht regeneriert sich das Yin. Der Schlaf sorgt für Reinigung, Neuordnung, Aufbau und Erholung.
→ Die Augen werden schwächer, die Sehkraft lässt nach.
→ Wer jetzt nicht zur Ruhe kommt, trägt Probleme und Stress auch in den nächsten Tag mit hinein. Das Yin kann sich nicht regenerieren, und der Yin-Mangel überschattet auch den Folgetag: Man ist fahrig und zittrig, wenig belastbar, gerät leicht ins Schwitzen, leidet unter Herzrasen und ist überdreht und unkonzentriert. Stehen Sie lieber zeitig auf, wenn Sie noch wichtige Dinge zu erledigen haben, und

gönnen Sie sich jetzt Ihren wohlverdienten Schlaf, damit sich Geist und Körper erholen können. Morgen ist auch noch ein Tag.

1–3 Uhr

Hochphase: Leber – Ruhephase: Dünndarm

→ Kreislauf und Durchblutung laufen auf Sparflamme.

→ Mithilfe des Gallenblasen- und Lebermeridians werden Körper und Geist entgiftet. Die Leber gewährleistet die Blutversorgung des aktiven Bewegungsapparates. Sie verteilt das Qi (Lebensenergie) und das Blut, das die Nährstoffe der Verdauungsorgane mit sich führt, im ganzen Körper.

→ Die Haut regeneriert sich.

→ Zwischen zwei und drei Uhr befindet sich die körperliche und geistige Leistungsfähigkeit auf dem Tiefpunkt. Konzentration und Aufmerksamkeit lassen rapide nach. Wer jetzt noch mit dem Fahrzeug unterwegs ist, setzt sich deshalb auch einem erhöhten Unfallrisiko aus.

→ Sorgen Sie dafür, dass diese Tiefschlafphase möglichst störungsfrei verläuft, damit Sie den nächsten Tag frisch und ausgeruht beginnen können.

Die Partner-meridiane im Zwei-stundenrhythmus

In der Traditionellen Chinesischen Medizin wird nie ein Organ für sich allein betrachtet, sondern immer unter dem Gesichtspunkt seines Funktionszusammenhangs. Wie bereits in der Einführung dargestellt, besitzen diese Organe in der Traditionellen Chinesischen Medizin keine klar umgrenzten, anatomisch eindeutig definierbaren physischen Strukturen. Wichtig sind ihre Yin- und Yang-Eigenschaften und ihre Verbindung zu anderen Funktionskreisen. Deshalb spricht man hier von Organkreisen, da sie auch bestimmte Gewebe, Leitbahnen und funktionelle Vorgänge umfassen.

Das jeweilige Organ ist nur ein Teil eines energetischen Prozesses, der zyklisch zwischen den beiden Polaritäten Yin und Yang verläuft. Ein Yin-Organ (Zang-/Speicherorgan) wird deshalb immer im Zusammenspiel mit einem Yang-Organ (Fu-/Hohlorgan) und den körperlich-seelischen, emotionalen und kosmischen Funktionsbereichen gesehen. Jeder Yin-Meridian ist somit einem Yang-Meridian des gleichen Elements zugeordnet. Zudem wirken verschiedene kosmische Einflüsse auf die Organfunktion ein: die Jahreszeit, das Klima oder der Tag-Nacht-Rhythmus.

Im Einzelnen werden einem Funktionskreis folgende Faktoren zugeordnet:

- ein gekoppelter Yin- und Yang-Meridian und die zugehörigen Yin- und Yang-Organe
- die Funktionen des jeweiligen Organs und die des ihm zugeordneten Organs (zum Beispiel gehört die Ausscheidung zum Funktionskreis Niere-Harnblase, die Atmung zum Funktionskreis Lunge-Dickdarm etc.)
- ein spezifisches Gewebe, eine Körperflüssigkeit und eine Körperöffnung (ein Sinnesorgan, das in enger Beziehung zu einem Funktionskreis steht und durch das er mit der Außenwelt in Kontakt tritt; Herz-Dünndarm ist beispielsweise der Zunge, Lunge-Dickdarm der Nase zugeordnet etc.)
- ein Außenfaktor (Umwelteinflüsse wie Feuchtigkeit, Trockenheit, Kälte etc., aber auch deren subjektive Empfindung) und ein innerer Faktor (psychische und psychosomatische Faktoren, die Beschwerden verschlimmern oder sogar auslösen können, wie beispielsweise eine übertriebene oder unterdrückte Gemütslage)

→ außerdem eine der vier Jahreszeiten, ein Element, eine Farbe, eine Himmels- und eine Geschmacksrichtung (z.B. ist Rot dem Feuer, dem Herz, der Hitze und dem Sommer zugeordnet)

Krankheiten in nur einem Teil eines Funktionskreises können, wenn sie nicht behoben werden, Symptome in allen zugeordneten Bereichen hervorrufen. Denn alle Organkreise sind untrennbar miteinander verbunden und wirken aufeinander ein. Tritt in einem Organkreis eine Störung ein, wirkt sich das auch auf den jeweils mit ihm verbundenen Organkreis aus: Der betroffene Funktionskreis wird entweder geschwächt oder zeigt eine übersteigerte Aktivität. Wenn dann das Problem nicht erkannt oder die Krankheit verschleppt wird und keine Gegenmaßnahmen ergriffen werden, wird die Störung in einer Art Dominoeffekt von einem Organkreis zum nächsten getragen. Die Krankheit nistet sich somit gleich in mehreren Organen ein.

Die Folgen sind komplexe Krankheitsbilder, die oftmals nur schwer diagnostizierbar sind. Je mehr Organkreise in Mitleidenschaft gezogen sind, desto ernster ist häufig auch die Erkrankung.

Der Beginn einer Krankheit kann sich zum Beispiel zunächst in der Lunge manifestieren. Atemnot und Hustenreiz sind die ersten auftretenden Symptome. Wenn jetzt keine frühzeitigen Gegenmaßnahmen ergriffen werden, wandert der Krankheitserreger weiter in den Leberfunktionskreis, wo er sich durch Schmerzen und Schwellungen bemerkbar macht. Nur einen Tag später gelangt er in den Milz-Funktionskreis und löst bei dem Erkrankten starke Muskelschmerzen aus. Unbehandelt greift die Störung schließlich auch auf den Magen über.

Wenn der Patient jetzt über Völlegefühl und Blähungen klagt, muss die eigentliche Ursache dennoch in einer Störung des Lungen-Funktionskreises gesucht werden. Denn eine Symptombekämpfung des Magen-Funktionskreises bringt hier nur kurzzeitige Besserung und behebt die eigentliche Störung nicht.

Doch auch wenn die Störung und ihre Ursache frühzeitig erkannt werden – eine Krankheit zu kurieren ist immer nur die zweitbeste Alternative. Die Maßnahmen der Traditionellen Chinesischen Medizin zielen darauf ab, ein Ungleichgewicht gar nicht erst entstehen zu lassen.

Wer gesund bleiben möchte, sollte deshalb für einen ruhigen, ungehinderten und harmonischen Fluss des Qi innerhalb der Organkreise sorgen, sodass Disharmonien und krank machende Störungen gar nicht erst entstehen können. Gerade im psychosomatischen Bereich kann die Traditionelle Chinesische Medizin auch lang anhaltende Beschwerden erfolgreich lindern und die Selbstheilungskräfte unterstützen.

Wichtige Hinweise zu den Heilanwendungen

Heiltees: Bitte lesen Sie die Zubereitungshinweise auf Seite 151.

Akupressur: Informationen zur Behandlung können Sie ab Seite 155 nachschlagen.

Qigong: Die Grundstellung beim Üben sowie Hintergrundwissen zur Technik und Philosophie des Qigong erfahren Sie ab Seite 161.

Tai-Chi-Chuan: Hier finden Sie die Informationen zur Vorbereitung und zur Grundstellung der Übungen ab Seite 165.

Ernährung: Einen ersten Überblick und hilfreiche Tipps zur Ernährungsumstellung erhalten Sie auf Seite 158.

Wer sich dem ständigen energetischen Austausch zwischen Himmel und Erde anpasst, dessen Energien können frei fließen – im seelisch-emotionalen wie im körperlichen Bereich. Mit diesen Organsteckbriefen können Sie beginnende Disharmonien gezielt erkennen und so rechtzeitig Schritte einleiten, damit Ihr Organismus wieder zur gewohnten Balance findet.

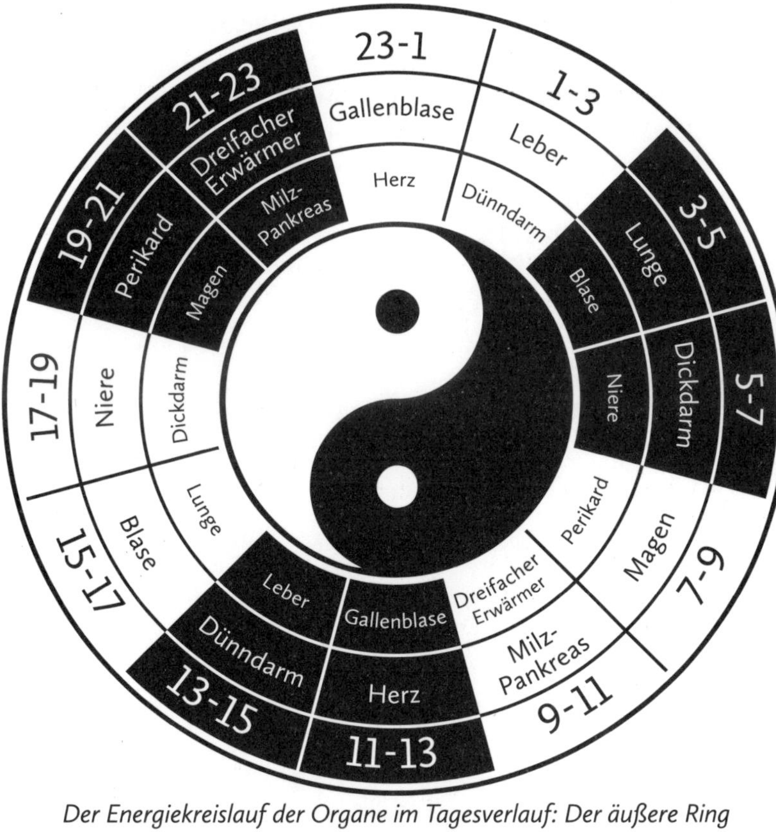
23-1
Gallenblase
Herz
1-3
Leber
Dünndarm
3-5
Lunge
Blase
5-7
Dickdarm
Niere
7-9
Magen
Perikard
9-11
Milz-Pankreas
Dreifacher Erwärmer
11-13
Herz
Gallenblase
13-15
Dünndarm
Leber
15-17
Blase
Lunge
17-19
Niere
Dickdarm
19-21
Perikard
Magen
21-23
Dreifacher Erwärmer
Milz-Pankreas

Der Energiekreislauf der Organe im Tagesverlauf: Der äußere Ring zeigt die Hochphasen der Organe an, der innere die Ruhephasen.

Der Partnermeridian Lunge – Dickdarm

- Element: Metall
- Jahreszeit: Herbst
- Himmelsrichtung: Westen
- Krank machendes Klima: Trockenheit
- Belastende Emotion: Trauer
- Gewebe: Haut, Körperbehaarung
- Sinnesorgan: Nase (riechen)
- Körperflüssigkeit: Schleim
- Geschmacksrichtung: scharf, pikant
- Gesichtsfarbe bei Krankheit: bleich, weiß
- Geruch bei Krankheit oder Störung: verdorben, verrottet
- Lebensalter: beginnendes Alter

Funktionskreis Lunge

Zang-Organ (Yin)

Organzeit

Hochphase: 3–5 Uhr
Ruhephase: 15–17 Uhr

Funktion

Die Lunge atmet über die beiden Lungenflügel den Sauerstoff ein und gibt ihn an das Blut ab, das ihn zu den Geweben transportiert. Sauerstoffreiche Luft gelangt in die Lungenbläschen und kohlendioxidreiche wird wieder nach außen abgegeben.

Nach der Traditionellen Chinesischen Medizin herrscht die Lunge über die Atmung und das Qi; sie ist das höchstgelegene Organ des Körpers und das Verteilerzentrum. Zudem stellt sie durch den Austausch zwischen Körper und äußerer Umgebung unsere Verbindung zur Außenwelt dar. Dadurch ist sie aber auch besonders anfällig, wenn pathogene Faktoren wie Kälte, Feuchtigkeit oder Wind auf sie einwirken.

Die Lunge verbindet das äußere Qi mit dem inneren Qi und leitet es durch den Körper. Ihre zusammenziehende und ausdehnende Aktivität treibt das Qi durch den gesamten Organismus und sorgt damit gleichzeitig für die Zirkulation des Blutes. Sie kontrolliert die Leitbahnen und die Blutgefäße. Störungen in der Lunge führen dazu, dass die Lunge nicht mehr in der Lage ist, Nährstoffe und Qi im Körper zu verteilen. In der Lunge findet ein ständiger Austausch zwischen reiner und verbrauchter Atemluft statt. Ihr kommt damit durch das Ausscheiden und Ausatmen von Kohlendioxid auch eine reinigende, klärende Aufgabe zu: Sie entscheidet, was hinein darf und was hinaus soll. Die Lunge steuert die Rhythmen unseres Körpers – den Atemrhythmus und die Herzschlagfrequenz und auch unseren Tag- und Nachtrhythmus.

Gleichzeitig ist die Lunge für das Abwehr-Qi zuständig und schützt das Innere vor Krankheiten; sie herrscht über die Körperoberfläche (Haut), unsere natürliche Grenze, und wärmt und sichert den Körper. Sie regelt Temperatur und Feuchtigkeit des Organismus, indem sie die Poren öffnet und schließt.

Ängste äußern sich oft auch in Hautunreinheiten. Ist die Lunge vital und kräftig, ist die Haut glatt und elastisch. Wenn wir traurig sind, gehen wir gebeugt durchs Leben – die Lunge kann sich nicht mehr entfalten.

Symptome und Beschwerden

→ Die Lunge entfaltet ihren energetischen Höhepunkt zwischen drei und fünf Uhr morgens. Um diese Zeit leiden Asthmatiker häufiger unter Atemnot oder Hustenreiz.

- Wenn sich der Qi-Fluss verlangsamt und die Verteilung nur noch eingeschränkt möglich ist, kommt es zu Kopf- und Nackenschmerzen, verstopfter Nase, Brustkorbbeschwerden und Gliederschmerzen.
- Ein Lungen-Qi-Mangel tritt besonders bei Belastung auf und zeigt sich in einem schwachen Hüsteln, Heiserkeit, Kurzatmigkeit, Verkrampfungen im Schulterbereich und Infektanfälligkeit der Atemwege.
- Auch Müdigkeit, Harndrang und schnelles Schwitzen gehören zu den Symptomen.
- Weiter können Probleme im Bereich der Haut und der Schleimhäute Anzeichen für eine Lungendisharmonie sein.
- Bei einem geschwächten Lungen-Qi ist auch unser Schutzschild durchlässig – es besteht Anfälligkeit für Infektionskrankheiten, aber auch für negative Gefühle und Gedanken unserer Mitmenschen.

Wenn Sie morgens zwischen drei und fünf Uhr aufwachen, kann es schon helfen, das Kissen aufzuschütteln, um höher zu liegen, und gut durchzulüften, damit Sie mehr Sauerstoff bekommen und Ihre Lunge entlasten. Decken Sie sich gut zu, da man um diese Zeit auch leicht fröstelt.

Mit den folgenden Maßnahmen können Sie den Funktionskreis Lunge stärken.

Heiltees gegen Lungendisharmonien

Heilender Wind

Heilteeanwendung bei Atemwegserkrankungen/Bronchitis

Zutaten: 4,5–9 g Zhe Bei Mu (Zhejiang-Fritillaria-Zwiebel)
4,5–9 g Zhu Ru (Bambusrohrstreifen)

9–15 g Fu Ling (Kiefernschwamm)
1,5–9 g Gan Cao (Ural-Süßholzwurzel)
Wirkung: durchblutungsfördernd, reizlindernd, entkrampfend, schleimlösend, schleimhautschützend

Krächzender Rabe

Heilteeanwendung bei Hals-und Rachenentzündung
Zutaten: 6–12 g Mai Dong (Schlangenbartwurzel)
6–15 g Jin Yin Hua (Geißblattblüten)
3–9 g She Gan (Leopardenblumen-Wurzelstock)
Wirkung: reizlindernd, schleimhautschützend, entkrampfend, entzündungshemmend

Kräuterkissen

Anwendung bei Bronchitis und Husten
Zutaten: 12 g Süßholz
9 g Ingwerwurzel
6 g Mutterkraut
9 g Magnolienblätter
9 g Lavendel
Füllen Sie das Ganze in ein kleines Kissen und legen Sie dieses zum Schlafen unter Ihren Kopf oder Ihr Kopfkissen.

Akupressur

Akupunktmassage bei Bronchitis

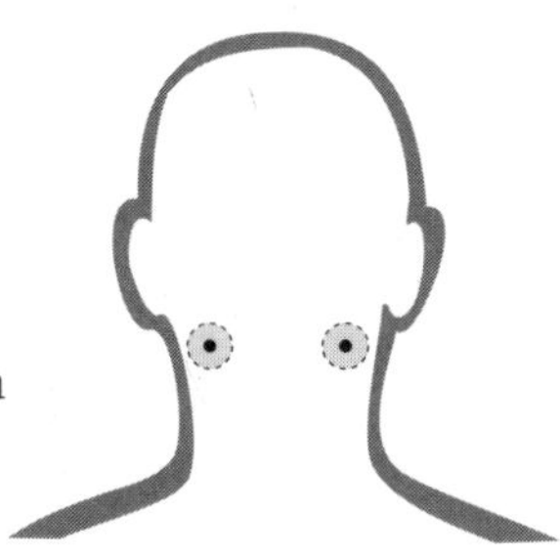

G 20 – Fengchi oder Windteich
→ am Ansatz der Nackenmuskeln, am unteren Hinterhauptrand

LG 14 – Dazhui

→ im Bereich des Lenkergefäßes zwischen dem siebten Halswirbel und dem ersten Brustwirbel

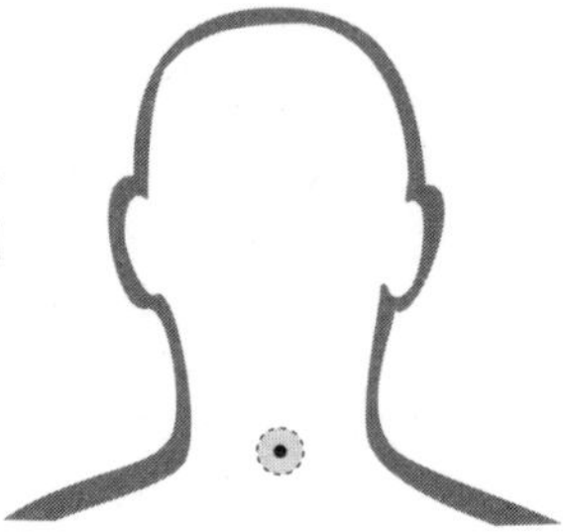

Qigong-Übung

Atem- und Bewegungsübungen für jeden Tag

Grundhaltung und vorbereitende Übung

❶ Stellen Sie sich in den schulterbreiten Stand.

❷ Der Körper ist locker und gelöst. Sie lächeln, sind heiter und entspannt.

❸ Schauen Sie geradeaus. Die Arme sind angewinkelt. Ihre Handflächen zeigen im Abstand von etwa 20 Zentimetern auf Brusthöhe zueinander.

❹ Jetzt drehen Sie die Arme und Hände nach außen und öffnen so Ihre Hände fünf- bis zehnmal vor der Brust.

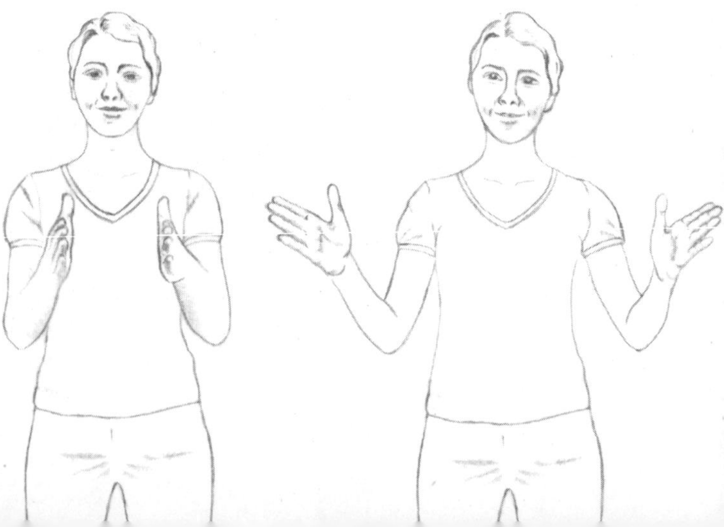

Jade-Phoenix nickt mit dem Kopf

❶ Falten Sie Ihre Hände, zwischen den Handflächen bleibt dabei ein Hohlraum.
❷ Die Finger zeigen nach oben.
❸ Jetzt senken Sie Ihre Hände etwa 36-mal langsam nach unten.

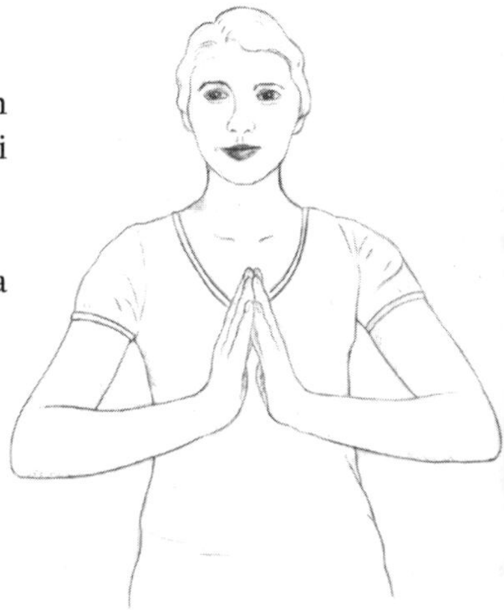

Funktionskreis Dickdarm

Fu-Organ (Yang)

Organzeit

Hochphase: 5–7 Uhr
Ruhephase: 17–19 Uhr

Funktion

Der Dickdarm beginnt nach dem Dünndarm, er ist der letzte Teil des Verdauungstraktes. Durch den Transport, die Entleerung und Ausscheidung sorgt er für die Entfernung von Abfallstoffen und ergänzt damit die Aufgaben der Lunge. Er scheidet die Dinge aus, die wir nicht mehr brauchen und die uns belasten und daran hindern, Neues aufzunehmen.

Ist seine Funktion gestört, bleiben giftige Substanzen im Körper zurück, die zu chronischen Erkrankungen führen können. Das gilt auch für den seelischen Bereich. Bei schmerzhaften und traumatischen Trennungen kann ein harmonisierter Dickdarm-Meridian über den Kummer hinweghelfen. Umgekehrt sollte die Funktion des Dickdarms kontrolliert werden, wenn man sich nur sehr schwer von Menschen, aber auch Dingen trennen kann und immer wieder Probleme hat, loszulassen.

Aus Sicht der Traditionellen Chinesischen Medizin umfasst der Organbegriff des Dickdarms neben den Schleimhäuten des Verdauungsapparates auch alle anderen Schleimhäute, darunter die der Nase und Nebenhöhlen. Neben der Ausscheidung hat der Dickdarm auch eine Schutzfunktion: Er bildet eine Barriere gegen klimatische Krankheitserreger, Bakterien und Viren. Außerdem entzieht er den Resten des Nahrungsbreis die verbliebene Flüssigkeit und unterstützt somit den Flüssigkeitshaushalt des Körpers.

Symptome und Beschwerden

- Bei Qi-Mangel besteht die Neigung zur Stauung und zur Verstopfung. Das führt zu Krämpfen, Blähungen, Entzündungen und Hämorrhoiden. Bei einem blockierten Darm verlangsamen sich auch die Denkprozesse.
- Wer einen schützenden Panzer um sich herum aufgebaut hat, dessen Haut und Muskeln sind steif, angespannt und verkrampft. Das zeigt sich in Verbitterung und Enttäuschung, aber auch in Mutlosigkeit, Dinge zu verändern. Folgen können Asthma, Menstruationsbeschwerden, Rückenschmerzen, Verspannungen und sogar eine Nackenversteifung sein.
- Zu den Symptomen zählen aufgrund der toxischen Belastung auch Kopfschmerzen und Migräne.
- Wenn die überschüssige Energie nicht ausgeschieden werden kann, steigt sie hoch in den Halsbereich. Es kommt zu

Mundgeruch, einer verstopften Nase, Mandelentzündung und Zahnschmerzen.

Mit den folgenden Maßnahmen können Sie den Funktionskreis Dickdarm stärken.

Heiltees gegen Dickdarm-Disharmonien

Kräftiges Auflodern

Heilteeanwendung bei Blähungen und Verstopfung

Zutaten: 5–9 g Lai Fu Zi (Rettichsamen)
6–12 g Gou Qi Zi (Bocksdornfrüchte)
2–5 g Fenchel (Fenchelfrüchte)
10–15 g Shan Zha (Fiederweißdornbeeren)
15–25 g Shan Yao (Yamswurzelknollen)

Wirkung: Stoffwechsel anregend, verdauungsfördernd, entkrampfend

Die gefräßige Schildkröte

Heilteeanwendung bei Übergewicht und toxischer Belastung

Zutaten: 5–15 g Da Huang (Chinesische Rhabarberwurzel)
1–3 g Fan Xie Ye (Sennesblätter)
6–12 g Mai Dong (Schlangenbartwurzel)
10–15 g Shan Zha (Fiederweißdornbeeren)

Wirkung: Stoffwechsel anregend, verdauungsfördernd, entgiftend

Pu-Erh-Tee

Der rote Tee wird aus den fleischigen Blättern eines nur in Südwestchina wachsenden Strauchs der Art Camellia sinensis gewonnen und durchläuft einen aufwendigen Reifungsprozess.

Zubereitung: Gießen Sie einen knappen halben Teelöffel der losen Teeblätter bis zu viermal mit nicht mehr kochendem Wasser (85 °C) in einer Tasse auf. Die Ziehzeit beträgt 20 Sekunden beim ersten Aufguss, 30 Sekunden beim zweiten, eine Minute beim dritten und eineinhalb Minuten beim vierten Aufguss. Für eine optimale Wirksamkeit trinken Sie drei bis fünf Tassen über den Tag verteilt.

Wirkung: Pu-Erh-Tee gleicht Yin und Yang aus und beeinflusst den Stoffwechsel sowie ernährungsbedingte Erkrankungen günstig. Er entgiftet, entschlackt, regt die Verdauung an und wirkt stärkend auf das Immunsystem.

Akupressur

Akupunktmassage bei Blähungen (verursacht durch Dickdarmbeschwerden, z.B. Verstopfung)

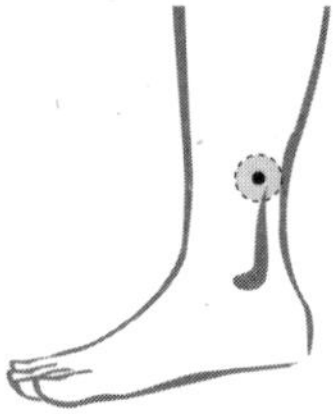

MP 6 – Sanyinjiao

→ an der Unterschenkelinnenseite, vier Fingerbreit über dem Fußknöchel, hinter dem Schienbein

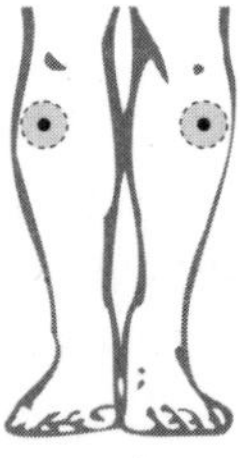

M 36 – Zusanli

→ eine Handbreit unter der Kniescheibe und ein Querfinger seitlich außen

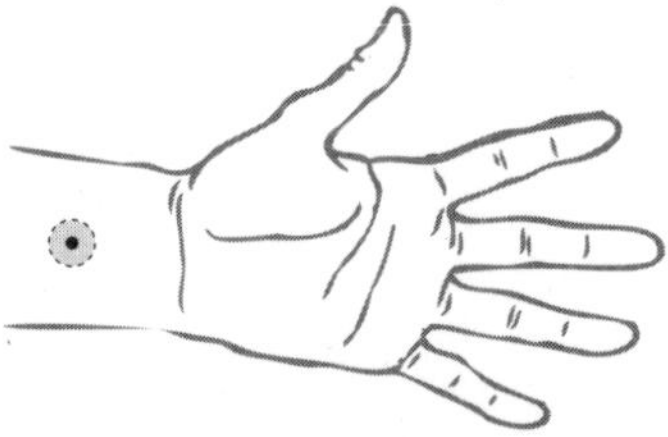

PE 6 – Neiguan

→ am Ende der Handfalte, vier Querfinger oberhalb; in der Mitte der Sehnen

Qigong-Übung

Atem- und Bewegungsübungen für jeden Tag

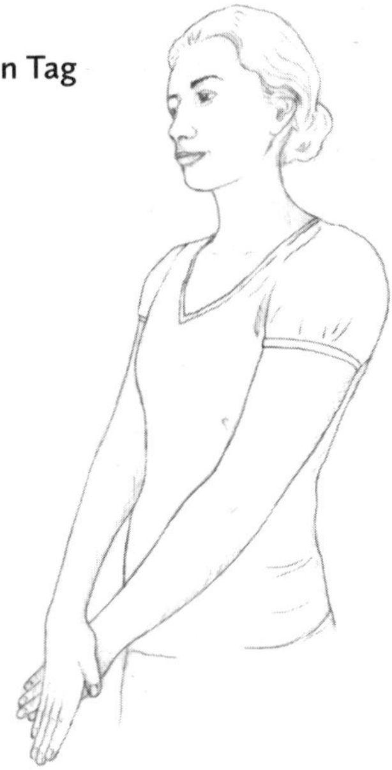

Grundhaltung und vorbereitende Übung
(siehe Seite 164)

Die Hände kreuzend schwingen

❶ Ihre Arme sind vor Ihrem Körper überkreuzt und dabei ausgestreckt. Ihre linke Hand befindet sich dabei innen, die rechte außen.

❷ Jetzt kreuzen Sie Ihre Hände im Wechsel etwa 36-mal vor dem Bauch und öffnen sie wieder.

Ernährung

Verzichten Sie bei Beschwerden des Verdauungssystems generell auf scharf gewürzte sowie heiße Speisen!

Sesam-Bananen-Brei

Bei Blähungen
Schälen Sie zwei Bananen und würfeln Sie das Fruchtfleisch. Geben Sie einen halben Esslöffel weiße oder schwarze Sesamkörner und einen halben Esslöffel Fenchelsamen dazu, und träufeln Sie Honig darüber. Lassen Sie die Mischung 30 Minuten ziehen, und essen Sie über den Tag verteilt löffelweise davon.

Der Partnermeridian Magen – Milz-Pankreas

- → Element: Erde
- → Jahreszeit: Spätsommer
- → Himmelsrichtung: Mitte
- → Krank machendes Klima: Feuchtigkeit
- → Belastende Emotion: Grübeln, Sorgen
- → Gewebe: Muskeln, Binde- und Fettgewebe
- → Sinnesorgan: Mund, Lippen (schmecken)
- → Körperflüssigkeit: Speichel
- → Geschmacksrichtung: süß
- → Gesichtsfarbe bei Krankheit: gelblich
- → Geruch bei Krankheit oder Störung: süßlich, unangenehm
- → Lebensalter: mittleres Lebensalter

Funktionskreis Magen

Fu-Organ (Yang)

Organzeit

Hochphase: 7–9 Uhr
Ruhephase: 19–21 Uhr

Funktion

Der Magen ist für die Aufnahme der Speisen verantwortlich, die über den Mund zugeführt wurden.

Er vermengt den Nahrungsbrei mit dem sauren Magensaft, der auch die meisten Bakterien abtötet. Dann transportiert er ihn durch Muskelkontraktion weiter zum Pförtner. Dieser reguliert den Weitertransport in den Darm und sorgt dafür, dass die Nahrungsstoffe lange genug im Magen bleiben.

Der Magen wirkt an der Bildung des Nahrungs-Qi mit, das über Magen und Dünndarm absteigend in den Blutkreislauf gelangt. Wenn das Magen-Qi jedoch rebelliert, kommt es zu Aufstoßen, Sodbrennen, Schluckauf und Erbrechen.

Bei Störungen kann der Magen die Nahrung nicht optimal aufbereiten und weitertransportieren – das führt jedoch nicht nur zu physischem Unwohlsein, sondern auch zu einer verlangsamten Aufnahme von Informationen und Emotionen, zu Ruhelosigkeit. Denn der Magen ist auch für die seelisch-geistige Nahrung und die Aufnahme geistiger Eindrücke zuständig. Er ist das „Meer des Getreides" – das Sammelbecken der Gefühle. Wenn uns ausreichend Nahrung zugeführt wird, trägt das zu unserem körperlich-seelischen Wohlbefinden bei und führt automatisch zu einem Gefühl der Zufriedenheit und Stabilität.

Symptome und Beschwerden

- Störungen zeigen sich durch Aufstoßen, Übersäuerung und Sodbrennen; außerdem Verdauungsbeschwerden, Magenschmerzen, Darmkrämpfe, Blähungen, aber auch Migräne, chronische Verspannungen und Schulterschmerzen sowie eine entzündete Mundschleimhaut.
- Menschen mit zu wenig Magen-Qi denken zu viel nach, geraten leicht ins Grübeln und haben häufig ein geringes Selbstvertrauen. Sie fühlen sich erschöpft und ausgelaugt.
- Nächtliches Zähneknirschen kann auf unbewältigte Probleme hindeuten.
- Bei einem Übermaß an Qi ist die Blutzirkulation gestört. Folgen können Zyklusstörungen und raue, trockene Haut sein.

Mit den folgenden Maßnahmen können Sie den Funktionskreis Magen stärken.

Heiltees gegen Magendisharmonien

Feuriger Löwe

Heilteeanwendung bei Magenschmerzen
Zutaten: 9–15 g Fu Ling (Kiefernschwamm)
6–12 g Gou Qi Zi (Bocksdornfrüchte)
15–30 g Shan Yao (Yamswurzelknollen)
Wirkung: magenschonend, beruhigend, entkrampfend

Lodernde Mitte

Heilteeanwendung bei Sodbrennen
Zutaten: 3–9 g Zi Su Geng (Schwarznesselzweige)
20 Stück Chi Xiao Dou (Azukibohnensamen)
4,5–9 g Bei Sha Shen (Glehnia-Wurzel)
6–12 g Mai Dong (Schlangenbartwurzel)
6–9 g Dan Zhu Ye (Grazile Bambusblätter)
Wirkung: beruhigend, alkalisierend, reizlindernd

Akupressur

Akupunktmassage bei Blähungen (verursacht durch Magenbeschwerden, z.B. Gastritis)

M 25 – Tianshu

→ zwei Daumenbreit seitlich vom Bauchnabel gelegen

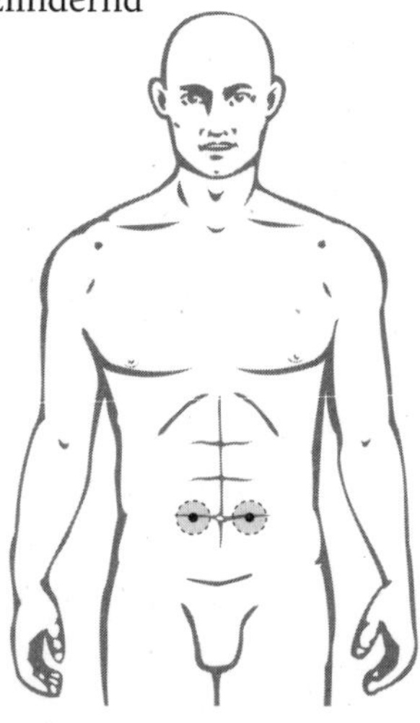

M 27 – Daju

→ drei Daumenbreit seitlich zwischen Nabel und Schambein

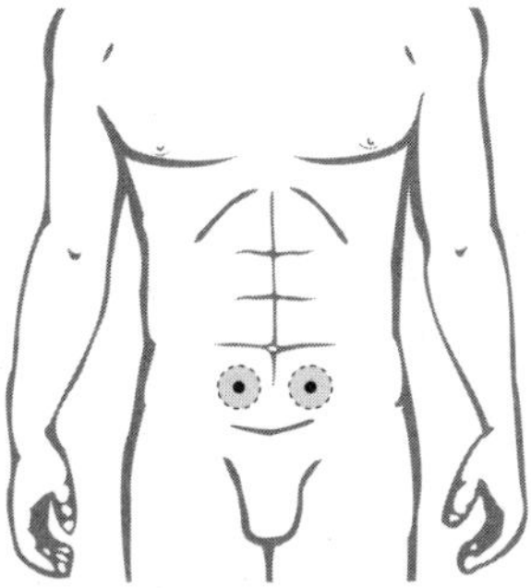

M 37 – Shangjuxu

→ acht Querfinger unterhalb der Kniescheibe, außen an jedem Schienbein

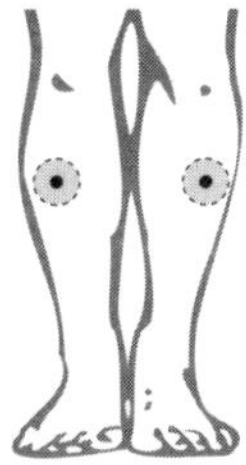

Akupunktmassage bei Sodbrennen

PE 6 – Neiguan

→ am Ende der Handfalte, vier Querfinger oberhalb; in der Mitte der Sehnen

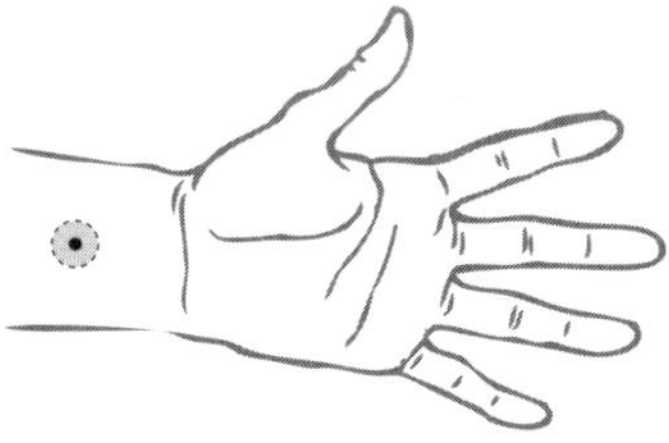

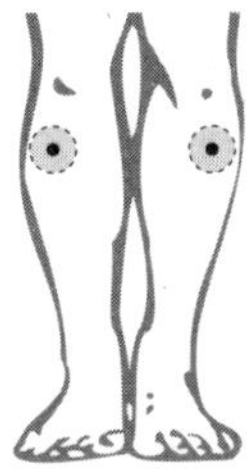

M 36 – Zusanli

→ eine Handbreit unter der Kniescheibe und ein Querfinger seitlich außen

Qigong-Übung

Atem- und Bewegungsübungen für jeden Tag

Grundhaltung und vorbereitende Übung
(siehe Seite 164)

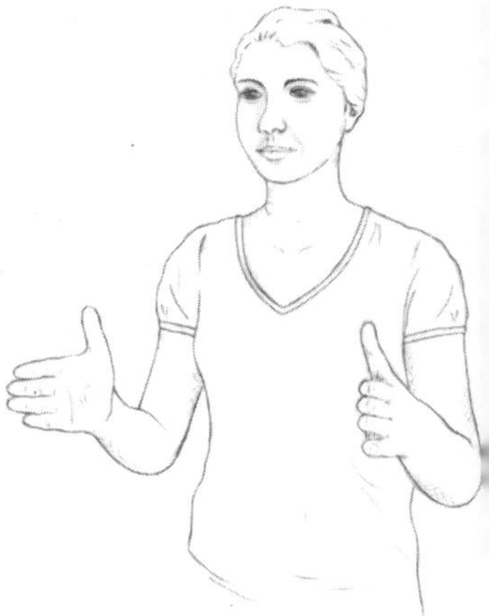

Himmel und Erde nach links drehen

❶ Ihre Handflächen zeigen in einem Abstand von etwa 20 Zentimetern zueinander.

❷ Nun zeichnen Sie mit Ihren Händen etwa 36-mal von rechts nach links gegen den Uhrzeigersinn eine Ellipse bzw. ein liegendes Oval: die lange Seite von links nach rechts, die kurze von oben nach unten.

Himmel und Erde nach rechts drehen

❶ Ihre Handflächen zeigen in einem Abstand von etwa 20 Zentimetern zueinander.

❷ Nun zeichnen Sie mit Ihren Händen etwa 36-mal von links nach rechts im Uhrzeigersinn eine Ellipse: die lange Seite von links nach rechts, die kurze von oben nach unten.

Ernährung

Halten Sie sich an den Spruch: „Iss morgens wie ein Kaiser, mittags wie ein Edelmann und abends wie ein Bettler." Denn gegen Abend befindet sich der Magen bereits in seiner Ruhephase – die Nahrung wird nur noch sehr langsam verdaut, es entstehen Faul- und Gärstoffe, und morgens hat man kaum

Hunger, wenn man sich abends den Bauch vollgeschlagen hat. Verzichten Sie bei Magenschmerzen und Sodbrennen auf scharf gewürzte sowie heiße Speisen!

Mandarinen-Reis-Brei

Bei Magenschmerzen
Schälen Sie eine Bio-Mandarine, würfeln Sie die Schale fein und kochen Sie diese mit einer Tasse Reis und zwei Tassen Wasser in einem Topf auf. Essen Sie den Brei langsam zur Mittags- oder Abendmahlzeit.

Funktionskreis Milz-Pankreas

Zang-Organ (Yin)

Organzeit

Hochphase: 9–11 Uhr
Ruhephase: 21–23 Uhr

Funktion

Die Milz liegt neben dem Magen, links oben im Bauchraum. Sie spielt eine wichtige Rolle bei der Abwehr, da sie Teil des Lymphsystems ist und die Aufgabe hat, Lymphozyten zu bilden – weiße Blutkörperchen, die Krankheitserreger bekämpfen. Zudem sortiert sie überalterte rote Blutkörperchen aus und ist ein Speicherort für die Monozyten – zirkulierende Zellen des Immunsystems.

In der Traditionellen Chinesischen Medizin wird die Milz als das wichtigste Verdauungsorgan angesehen. Sie regiert den Transport und die Umwandlung der lebenswichtigen Nahrung, extrahiert die darin enthaltene Lebensenergie Qi und verteilt diese und die Säfte an alle anderen Funktionskreise. Sie ist die Quelle der nachgeburtlichen Essenz (Jing). Auch im geistig-seelischen Bereich trennt sie Klares von Trübem und Reines von Unreinem: Sie sichtet Gedanken und eingehende Informationen und „verdaut" bzw. verarbeitet sie.

Außerdem leitet die Milz das Blut in den Adern. Sie hält die Organe an ihrem Platz, indem sie das Qi anhebt und der Schwerkraft entgegenwirkt, und sie überwacht Muskeln und Glieder.

Mit der Regulierung des Stoffwechsels, dem Transport und der Verteilung der Nahrungsessenz und der Säfte, dem Zusammenhalten der inneren Organe, Muskeln und Gewebe ist sie für das harmonische Gleichgewicht im Körper und eine ausgeglichene Balance zuständig. Wenn eine Disharmonie entsteht, kann die Milz die Umwandlung und den Transport der Nahrung je nach Erfordernis beschleunigen oder verlangsamen.

Wird die Milz durch ein Übermaß an Nahrung oder Information überlastet, kann sie die Nahrung nicht mehr schnell genug umwandeln. Es entsteht eine Stauung. Das führt zu einem Gefühl der Völle und zu wachsender Lethargie.

Symptome und Beschwerden

→ Bei Qi-Mangel leidet der Betroffene unter Appetitmangel, trockener Haut, Blässe, Schwindel und Verdauungsbeschwerden. Möglicherweise macht sich infolge der mangelnden Durchblutung ein Kältegefühl in den Gliedern bemerkbar.
→ Wenn die Milz das Blut hingegen nicht mehr in den Gefäßen halten kann, kommt es zu blauen Flecken, Zahnfleisch- oder Nasenbluten oder einer verstärkten Menstruationsblutung.

- Bei einem Versagen ihrer Haltefunktion senken sich die inneren Organe ab, beispielsweise der Magen, die Gebärmutter oder die Blasen. Folgen sind ein ziehendes Gefühl, Durchfall oder auch Inkontinenz.
- Ein Übermaß an der Lebensenergie Qi führt zu einem empfindlichen, gereizten und übersäuerten Magen und zu starkem Speichelfluss.
- Eine Milz-Disharmonie zeigt sich auch durch Ruhelosigkeit, ständiges Grübeln, Abgeschlagenheit und Schlaflosigkeit.

Mit den folgenden Maßnahmen können Sie den Funktionskreis Milz-Pankreas stärken.

Heiltees gegen Milz- und Pankreasdisharmonien

Geschwinder Läufer

Heilteeanwendung bei Durchfall

Zutaten: 10–15 g Shan Zha (Fiederweißdornbeeren)
5–15 g Shen Qu (Fermentierte Kräutermischung)
6–12 g Bai Zhu (Großköpfige Atractylodes-Wurzel)
3–9 g Shi Liu Pi (Granatapfelschale)

Wirkung: stopfend, desinfizierend, beruhigend

Hungrige stopfende Schlange

Heilteeanwendung bei Verstopfung

Zutaten: 3–30 g Da Huang (Chinesische Rhabarberwurzel)
0,5–5 g Fan Xie Ye (Sennesblätter)
6–12 g Mai Dong (Schlangenbartwurzel)
5–15 g Shen Qu (Fermentierte Kräutermischung)

Wirkung: Leber und Galle anregend, entgiftend, entwässernd, Darmtätigkeit aktivierend

Akupressur

Akupunktmassage bei Durchfall

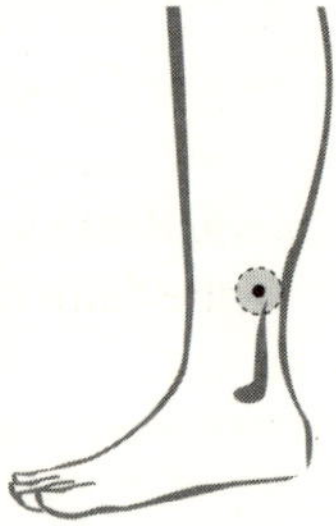

MP 6 – Sanyinjiao

→ an der Unterschenkelinnenseite, vier Fingerbreit über dem Fußknöchel, hinter dem Schienbein

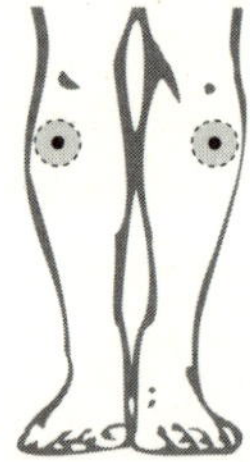

M 36 – Zusanli

→ eine Handbreit unter der Kniescheibe und ein Querfinger seitlich außen

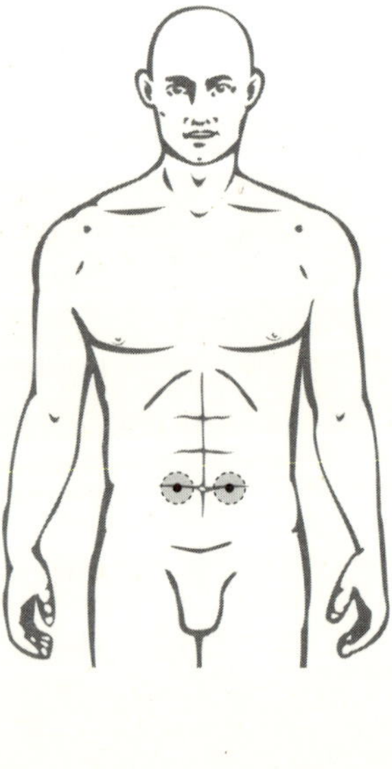

M 25 – Tianshu

→ zwei Daumenbreit seitlich vom Bauchnabel gelegen.

Qigong-Übung

Atem- und Bewegungsübungen für jeden Tag

Grundhaltung und vorbereitende Übung
(siehe Seite 164)

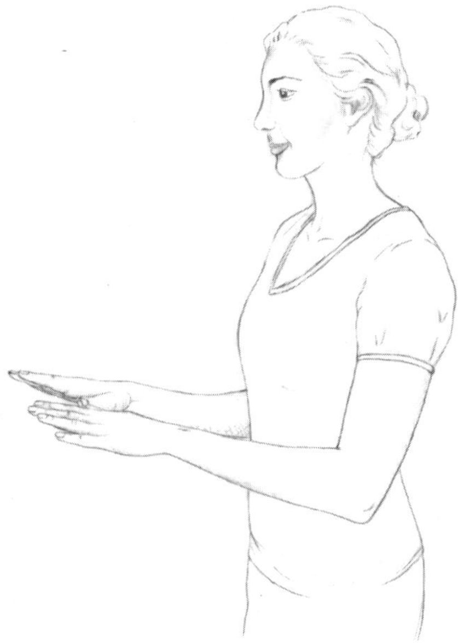

Bodhisattwa spielt chinesische Zither

1. Ihre Handflächen zeigen nach unten, die Fingerspitzen nach vorn.
2. Ihre Arme sind leicht angewinkelt, die Hände befinden sich in Brusthöhe.
3. Nun öffnen Sie 36-mal Ihre Hände vor der Brust. Dabei zeigen die Fingerspitzen nach außen.

Der Partnermeridian Herz – Dünndarm

- → Element: Feuer
- → Jahreszeit: Sommer
- → Himmelsrichtung: Süden
- → Krank machendes Klima: Hitze
- → Belastende Emotion: übermäßige Freude
- → Gewebe: Blutgefäße
- → Sinnesorgan: Zunge
- → Körperflüssigkeit: Schweiß
- → Geschmacksrichtung: bitter
- → Gesichtsfarbe bei Krankheit: rötlich-violett
- → Geruch bei Krankheit oder Störung: versengt, verbrannt
- → Lebensalter: Adoleszenz

Funktionskreis Herz

Zang-Organ (Yin)

Organzeit

Hochphase: 11–13 Uhr
Ruhephase: 23–1 Uhr

Funktion

Das Herz sichert durch sein rhythmisches Pumpen die Versorgung aller Organe.

Nach der TCM regiert das Herz die Blutzirkulation, beherbergt den Geist (Shen) und steuert das Gehirn, also das Bewusstsein und den Intellekt. Es gilt als Herrscher aller

Funktionskreise und durchdringt den Körper mit Bewusstsein, Spiritualität, Emotionen und Gefühlen.

Die Zunge, die dem Funktionskreis Herz zugeordnet ist, erlaubt Rückschlüsse auf Herz und Blut und kann auf Disharmonien hinweisen.

Ein gleichmäßiger Fluss des Herz-Qi hingegen sorgt für die Harmonie unserer Seele und unserer Gefühle und erfüllt uns mit innerer Ruhe und Klarheit. Das offenbart sich in der Sprache, dem Klang der Stimme, leuchtenden Augen und allgemein in Begeisterungsfähigkeit, Vitalität und Lebenslust.

Symptome und Beschwerden

→ Disharmonien des Herzmeridians zeigen sich z.B. bei schwerer seelischer Belastung durch Herzklopfen, Herzschmerzen, Engegefühl in der Brust und Kurzatmigkeit.

→ Auch übermäßiges Schwitzen deutet auf eine Disharmonie im Herzen hin, da Schweiß als Körperflüssigkeit des Herzes gilt; ebenso eine violette Färbung von Zunge und Gesicht (Stauung des Blutes in den Gefäßen).

→ Gleichzeitig machen sich Störungen auch in geistiger Erschöpfung, Müdigkeit, Frösteln, Blässe, Nervosität und Angstgefühlen bemerkbar. Zudem können Panikattacken und Sprachprobleme auftreten, wenn der Herz-Meridian gestört ist.

→ Weitere typische Anzeichen einer Disharmonie in diesem Funktionskreis sind Schlaflosigkeit, Nachtschweiß, Schreckhaftigkeit, Vergesslichkeit und Konzentrationsschwäche.

Mit den folgenden Maßnahmen können Sie den Funktionskreis Herz stärken.

Heiltees gegen Herzdisharmonien

Stolpernde Stimme des Donners

Heilteeanwendung bei Herzrhythmusstörungen

Zutaten: 3–9 g Ren Shen (Ginsengwurzel)
3–9 g Dan Shen (Rotwurzsalbeiwurzel)
3–9 g Yuan Zhi (Sibirische Kreuzblumenwurzel)

Wirkung: entkrampfend, durchblutungsfördernd, reizlindernd, beruhigend

Akupressur

Akupunktmassage bei Bluthochdruck

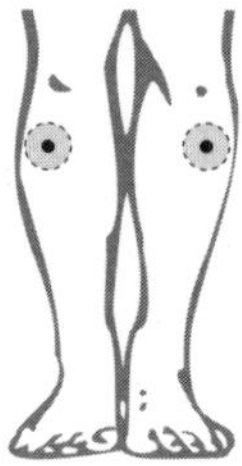

M 36 – Zusanli

→ Dieser Stärkungspunkt hilft bei Yin-Mangel. Er liegt eine Handbreit unter der Kniescheibe und einen Querfinger seitlich außen.

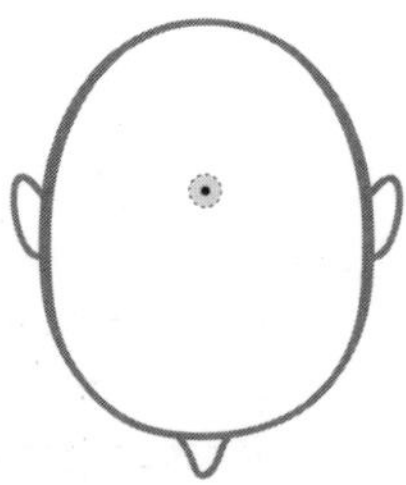

LG 20 – Baihui

→ oben in der Mitte der Schädeldecke, auf der gedachten Mittellinie zwischen den Ohrenachsen

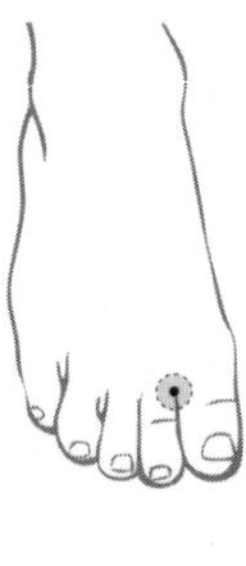

LE 2 – Xingjian

→ auf der Haut zwischen der großen und der zweiten Zehe

Ernährung

Ernährungsumstellung bei Arteriosklerose

Aus Sicht der Traditionellen Chinesischen Medizin sind Blut- und Herz-Qi-Schwäche die Ursache einer Arterienverkalkung – einer Ablagerung von Blutfetten, Thromben oder Bindegewebe in den Gefäßwänden der Schlagadern. Meiden Sie bei einer Arteriosklerose cholesterinreiche Nahrungsmittel wie Butter, Sahne und fettes Fleisch.

Tai-Chi-Chuan-Übungen

Chinesisches Schattenboxen zur Harmonisierung des Herz-Qi

Führen Sie regelmäßig Tai-Chi-Chuan-Übungen durch (siehe auch Seite 165), am besten an der frischen Luft oder in einem gut gelüfteten Raum. Sie regen die Durchblutung an, verbessern die Atmung und sorgen für eine bessere Beweglichkeit.

Grundstellung

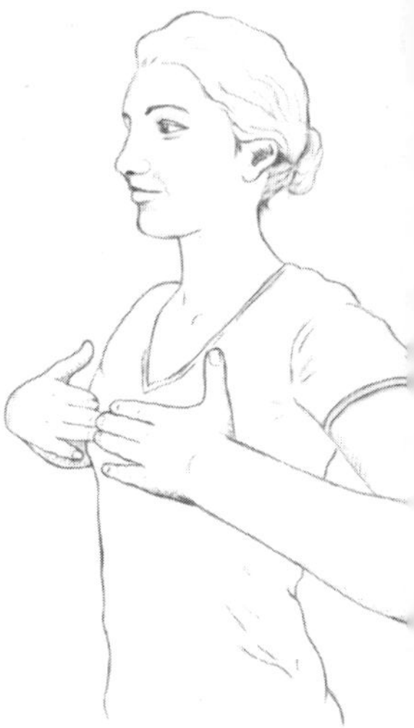

1. Ihre Füße stehen hüftbreit auseinander. Stellen Sie Ihre Fußspitzen leicht einwärts. Ihr Körpergewicht ruht auf dem vorderen Teil Ihrer Füße.
2. Die Arme hängen locker an den Seiten. Ihre Knie sind leicht gebeugt und zeigen leicht zueinander. Halten Sie Ihren Rücken gerade. Der Blick ist nach vorn gerichtet.
3. Führen Sie nun etwa auf Brusthöhe Ihre Hände mit den Fingerspitzen zueinander, mit den Handflächen zum Körper. Der Abstand zwischen Ihren Fingerspitzen beträgt etwa zehn Zentimeter.

❹ Atmen Sie langsam und tief. Schließen Sie leicht Ihre Augenlider und lassen Sie Ruhe in Ihr Gemüt einziehen. Verharren Sie fünf bis zehn Minuten lang in dieser Position.

Gehen

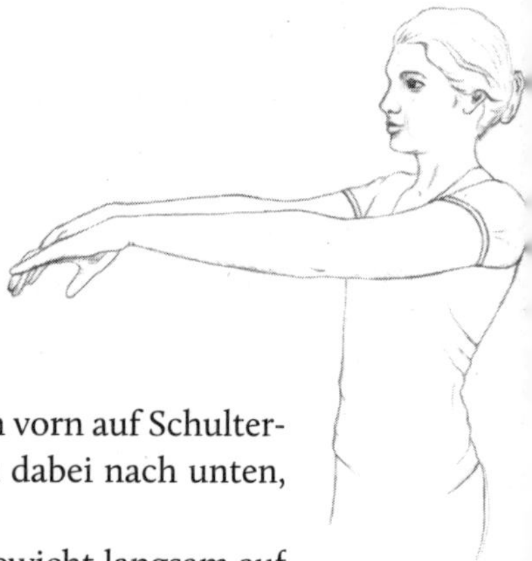

❶ Nehmen Sie wieder die Grundstellung ein. Ihre Knie sind leicht gebeugt. Ihr Rücken ist gerade, der Blick nach vorn gerichtet. Ihre Arme hängen locker nach unten.
❷ Heben Sie jetzt Ihre Arme nach vorn auf Schulterhöhe. Die Handflächen zeigen dabei nach unten, die Hände sind locker.
❸ Verlagern Sie nun Ihr Körpergewicht langsam auf Ihren rechten Fuß.
❹ Heben Sie dann Ihren linken Fuß, beginnend mit der Ferse, und setzen Sie ihn schwebend und langsam etwa eine Fußlänge breit nach vorn. Ihre Ferse setzen Sie zuerst auf. Verlagern Sie das Gewicht langsam auf den linken Fuß.
❺ Lösen Sie nun langsam Ihren rechten Fuß vom Boden, und heben Sie Ihre Arme dabei über den Kopf. Die Handflächen sind nach wie vor zum Boden gerichtet und bilden eine Art Dach vor Ihrem Kopf.
❻ Ziehen Sie nun Ihren rechten Fuß kreisförmig an Ihrem linken Fuß vorbei und setzen Sie ihn nach vorn mit der Ferse auf. Verlagern Sie das ganze Gewicht auf den rechten Fuß.
❼ Setzen Sie das Gehen so fort. Am Schluss sollten die Füße wieder die Ausgangsstellung einnehmen.
❽ Danach führen Sie die beschriebene Bewegung nach rückwärts aus. Wiederholen Sie die Übung achtmal.

Funktionskreis Dünndarm

Fu-Organ (Yang)

Organzeit

Hochphase: 13–15 Uhr
Ruhephase: 1–3 Uhr

Funktion

Der Dünndarm nimmt den vorverdauten Speisebrei aus dem Magen auf. Er spaltet ihn in die einzelnen Nahrungsbestandteile auf (Eiweiße, Fette, Kohlenhydrate, Salze, Vitamine, Wasser), die dann von der Dünndarmschleimhaut resorbiert werden, ebenso wie die Verdauungssäfte. Die Reste werden anschließend in den Dickdarm weitertransportiert.

Nach der TCM ist der Dünndarm dafür zuständig, Reines von Unreinem zu trennen und die vom Magen kommenden Reststoffe so umzuwandeln, dass sie vom Organismus genutzt werden können. Der „reine" Teil wird an die Milz weitergeleitet, der „unreine" an den Dickdarm. Ähnlich trennt er die von der Umwelt aufgenommenen Eindrücke, Bilder und Gedanken in nützliche und schädliche.

Zudem schützt er die Herz-Energie, indem er die überschüssige Hitze des Herzes aufnimmt und nach unten ausleitet. Deshalb können sich manche Erkrankungen des Herzes möglicherweise auch in entzündlichen Störungen des Dünndarms äußern.

Symptome und Beschwerden

- → Disharmonien im Dünndarm machen sich häufig durch Bauchschmerzen, Darmkrämpfe, Blähungen und Durchfall oder auch Verstopfung bemerkbar.

- → Bei einer Fehlernährung können mangelnde Durchblutung in den Extremitäten, Hüft- und Knieprobleme, Kältegefühle in den inneren Organen und Kopfschmerzen auftreten.
- → Zu den weiteren Symptomen zählen: Angstzustände, übermäßiger Harndrang, Nackensteifigkeit, Hörschwierigkeiten und generell Ohrprobleme.

Mit den folgenden Maßnahmen können Sie den Funktionskreis Dünndarm stärken.

Heiltees gegen Dünndarmdisharmonien

Ruhe der Mönche

Heilteeanwendung bei Nervosität

Zutaten: 6–12 g Mai Dong (Schlangenbartwurzel)
3–9 g Hong Hua (Saflorblüten)
1,5–6 g Wu Wei Zi (Schisandra-Früchte)
4,5–9 g Ju Hua (Chrysanthemenblüten)

Wirkung: beruhigend, entspannend, kräftigend

Wogendes Erwachen

Heilteeanwendung bei Durchblutungsstörungen und niedrigem Blutdruck

Zutaten: 6–15 g Jin Yin Hua (Geißblattblüten)
6–12 g Mai Dong (Schlangenbartwurzel)
9–15 g Sang Shen (Maulbeerfrüchte)
3–9 g Huang Qin (Baikal-Helmkrautwurzel)

Wirkung: entkrampfend, durchblutungsfördernd, reizlindernd, beruhigend

Akupressur

Akupunktmassage bei niedrigem Blutdruck

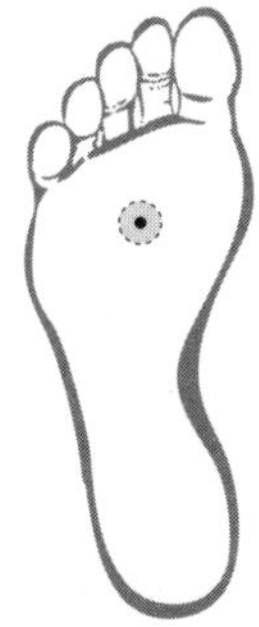

N1 – Yongquan

→ in der Mitte der Fußsohle in der Ballenregion; mehrmals am Tag drücken

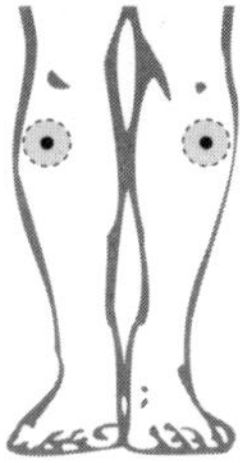

M 36 – Zusanli

→ eine Handbreit unter der Kniescheibe und ein Querfinger seitlich außen, mehrmals am Tag intensiv bearbeiten, gemeinsam mit:

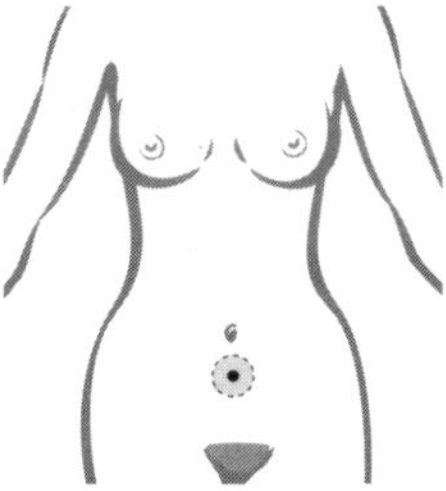

KG 6 - Qihai

→ vier Fingerbreit über dem Schambein, etwas unterhalb des Nabels

Tai-Chi-Chuan-Übungen

Chinesisches Schattenboxen zur Harmonisierung des Dünndarm-Qi

Das Qi wecken

❶ Sie stehen in der Grundstellung (siehe Seite 164). Ihre Arme hängen locker nach unten. Ihre Handflächen zeigen nach hinten.

❷ Heben Sie nun langsam Ihre Arme bis etwa auf Schulterhöhe nach vorn, ohne dabei die Ellenbogen durchzustrecken. Die Hände bleiben dabei locker nach unten hängen.

❸ Strecken Sie dann Ihre Hände langsam aus.

❹ Senken Sie langsam Ihre Ellenbogen und ziehen Sie dadurch die Handgelenke zum Körper. Die Hände sind locker angewinkelt.

❺ Lassen Sie nun Ihre Unterarme und Hände langsam in die Ausgangsposition zurücksinken.

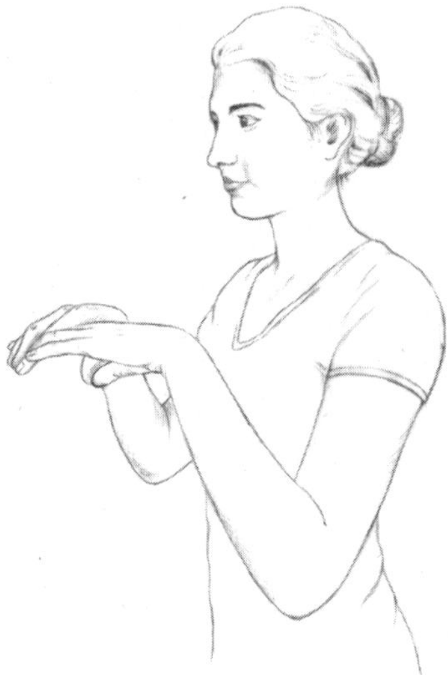

Der Partnermeridian Blase – Niere

- → Element: Wasser
- → Jahreszeit: Winter
- → Himmelsrichtung: Norden
- → Krank machendes Klima: Kälte
- → Belastende Emotion: Angst, Stress
- → Gewebe: Knochen
- → Sinnesorgan: Ohr
- → Körperflüssigkeit: Urin
- → Geschmacksrichtung: salzig
- → Gesichtsfarbe bei Krankheit: bläulich
- → Geruch bei Krankheit oder Störung: faulig
- → Lebensalter: Greisenalter

Funktionskreis Harnblase

Yang-Organ

Organzeit

Hochphase: 15–17 Uhr
Ruhephase: 3–5 Uhr

Funktion

Die Harnblase liegt im kleinen Becken. Sie nimmt den Urin auf, der über den Harnleiter von den Nieren abfließt. Die Funktionen von Niere und Blase sind also eng verbunden. Während die Nieren die Flüssigkeit filtern, nimmt die Blase die unerwünschten Abfallstoffe auf und entsorgt sie. Die Entleerung wird über das Nieren-Qi und die Schließmuskeln reguliert. Die Blase nimmt also „unreine" Flüssigkeit auf, speichert sie zunächst und scheidet sie dann aus. Die Traditionelle Chinesische Medizin spricht hierbei auch von „Verdampfen".

Ein starker Blasen-Meridian befähigt uns, entschieden zu handeln, um unsere Wünsche und Ziele zu verwirklichen. Je stärker die Energie des Funktionskreises ist, desto besser sind wir in der Lage, unser Leben in unserem Sinn zu gestalten.

Symptome und Beschwerden

- → Bei einem Qi-Mangel kann es zu Harnwegsinfekten mit vermehrtem Harndrang, Schmerzen und Blasenschwäche kommen.
- → Außerdem zu nervösen Spannungen, Nachtschweiß, Beinkrämpfen, Prostatabeschwerden und Unterleibsproblemen.
- → Seelische Symptome sind Ängstlichkeit und Furcht.
- → Übermäßiges Qi führt zu Nackensteifigkeit, Rückenverspannungen und Migräne aufgrund unterdrückter Ängste. Gelegentlich können auch Kiefernhöhlenentzündung und überhöhter Augendruck auftreten.

Mit den folgenden Maßnahmen können Sie den Funktionskreis Blase stärken.

Heiltees gegen Harnblasendisharmonien

Gelber Mond

Heilteeanwendung bei Blasenentzündung

Zutaten: 5–15 g Da Huang (Chinesische Rhabarberwurzel)
4,5–9 g Ju Hua (Chrysanthemenblüten)
6–12 g Nü Zhen Zi (Ligusterfrüchte)
6–9 g Ze Xie (Orient-Froschlöffelknolle)

Wirkung: reizlindernd, entgiftend, desinfizierend, entwässernd, durchspülend

Der müde Drache

Heilteeanwendung bei Prostatabeschwerden

Zutaten: 15–25 g Shan Yao (Yamswurzelknollen)
6–12 g Fu Pen Zi (Chinesische Wildhimbeerfrüchte)
4,5–9 g Niu Xi (Achyranthis-Wurzel)
3–9 g Chuan Xiong (Szechuan-Liebstöckelwurzelstock)

Wirkung: alkalisierend, durchspülend, entkrampfend, reizlindernd, antiandrogen, antiöstrogen (schwach)

Akupressur

Akupunktmassage bei Blasenbeschwerden

MP 6 – Sanyinjiao

→ an der Unterschenkelinnenseite, vier Fingerbreit über dem Fußknöchel, hinter dem Schienbein

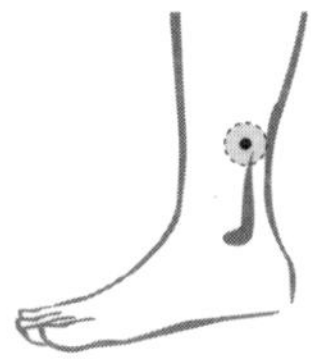

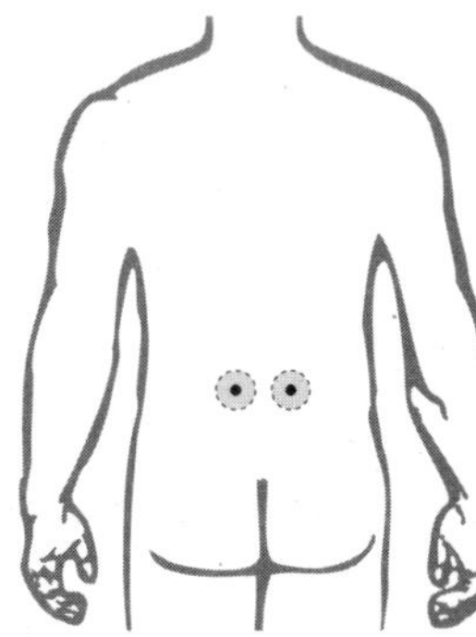

B 23 – Shenshu

→ zwischen dem zweiten und dem dritten Lendenwirbel auf dem Rücken

N 3 – Taixi

→ an der Fußinnenseite zwischen dem höchsten Punkt des Knöchels und der Achillessehne

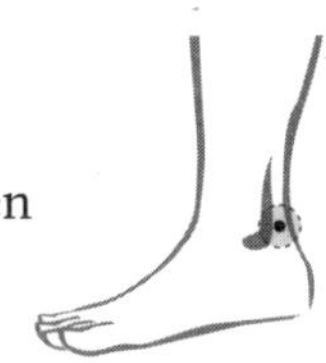

Tai-Chi-Chuan-Übungen

Chinesisches Schattenboxen zur Harmonisierung des Blasen-Qi

Halte den Himmel

❶ Sie stehen in der Grundstellung (siehe Seite 164). Legen Sie Ihre Hände mit verschränkten Fingern wie eine Schale vor Ihrem Unterleib zusammen. Ihre Handflächen zeigen dabei nach oben.

❷ Heben Sie langsam Ihre Arme vor Ihrem Körper nach oben. Dabei drehen Sie Ihre Hände so, dass die Handflächen nach vorn zeigen.

❸ Sobald die Arme über dem Kopf fast ausgestreckt sind, zeigen die immer noch ineinander verschränkten Handflächen nach oben. Halten Sie diese Position für einige Atemzüge. Ihre Schultern sind dabei locker und entspannt.

❹ Senken Sie dann Ihre gefalteten Hände über dem Kopf etwas ab.

❺ Führen Sie anschließend Ihre Arme in einem weiten Bogen auseinander. Die Hände sind dabei abgewinkelt. Ab Schulterhöhe strecken Sie die Handgelenke leicht durch.

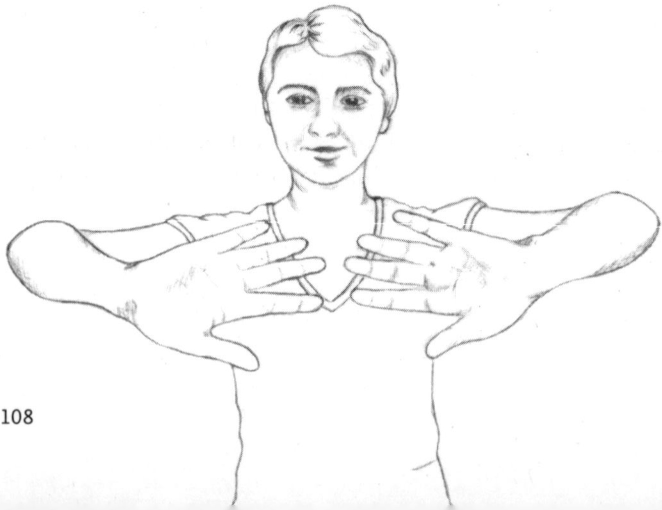

Funktionskreis Niere

Zang-Organ (Yin)

Organzeit

Hochphase: 17–19 Uhr
Ruhephase: 05–07 Uhr

Funktion

Die Nieren befinden sich unter dem Zwerchfell, rechts und links der Wirbelsäule. Sie regulieren den Elektrolyt- und Wasserhaushalt, entgiften und entsäuern den Organismus und entfernen Endprodukte des Stoffwechsels aus dem Blut. Zudem produzieren sie Hormone für die Blutbildung. Über Nierenbecken und Harnleiter gelangt der Urin in die Blase. Farbe und Konsistenz lassen auf Krankheiten schließen.

Aus Sicht der TCM ist die Niere der Sitz des vorgeburtlichen Qi – der ererbten Konstitution. Sie gilt als Wurzel und Quelle des Lebens. Hier wird das Jing (Essenz) gespeichert. Die Niere steuert die Geburt, das Wachstum und die Entwicklung und ebenso den Alterungsprozess und die Fortpflanzung. Auf ihr beruhen Sexualfunktionen und Fruchtbarkeit. Auf sie gehen Ausdauer, Willenskraft und Energie, die einem Menschen zur Verfügung stehen, zurück. Die Niere reguliert also den Energiehaushalt des Körpers und ist für das Gleichgewicht von Yin und Yang zuständig. Sie verleiht uns die Fähigkeit, Stress und Überlastungen zu meistern und gibt uns Kraft und Beharrlichkeit, unsere Ziele im Leben zu verfolgen. Umgekehrt macht sich eine Nieren-Qi-Schwäche oft als Schüchternheit bemerkbar.

Die Niere beherrscht die Knochen. Da sich nach der TCM die Niere ins Ohr öffnet, können hier über den Nierenmeridian auch Ohrleiden behandelt werden.

Symptome und Beschwerden

- → Die Niere neigt meist eher zu Mangelerscheinungen als zu einem Qi-Übermaß. Früher Qi-Mangel zeigt sich bereits im Kindesalter durch Störungen des Wachstums und der Entwicklung.
- → Im Erwachsenenleben macht er sich durch trockene, graue Haut, frühzeitiges Ergrauen, Zahnprobleme, Osteoporose und schwache Knochen bemerkbar.
- → Der Sexualtrieb ist wenig ausgeprägt, auch Impotenz und sexuelle Probleme zählen zu den Symptomen.
- → Außerdem können Ohrprobleme wie Schwerhörigkeit und Tinnitus, häufiges Nasenbluten, Rachentrockenheit und Mundgeruch eine Disharmonie anzeigen sowie dunkler Urin und Wasseransammlungen.
- → Mit einem geschwächten Nierenmeridian geht Ängstlichkeit einher, die sich auch in Schlaflosigkeit, Beziehungsproblemen und Entscheidungsschwäche offenbaren kann.

Mit den folgenden Maßnahmen können Sie den Funktionskreis Niere stärken.

Heiltees gegen Nierendisharmonien

Mangelndes Nieren-Yin

Heilteeanwendung bei Nierenentzündungen

Zutaten: 6–9 g Ze Xie (Orient-Froschlöffelknolle)
20 Stück Chi Xiao Dou (Azukibohnensamen)
4,5–9 g Da Fu Pi (Betelnussschale)
3–9 g Gui Zhi (Zimtbaumzweige)
3–9 g Che Qian Cao (Asiatisches Wegerichkraut)

Wirkung: desinfizierend, durchspülend, regt die Nierenfunktion an

Strammer Kaiser

Heilteeanwendung bei Potenzstörungen

Zutaten: 3–9 g Yin Yang Huo (Elfenblumenkraut)
9–30 g Huang Qi (Astragalus-Wurzel)
4,5–9 g Dang Gui (Chinesische Angelikawurzel)
6–12 g Gou Qi Zi (Bocksdornfrüchte)
3–9 g Huang Jing (Salomonssiegel-Wurzelstock)

Wirkung: sexuell anregend, durchblutungsfördernd, stimmungsaufhellend

Akupressur

Akupunktmassage bei Prostatabeschwerden

KG 1 – Huiyin

→ in der Mitte des Beckenbodens, zwischen Hoden und Anus

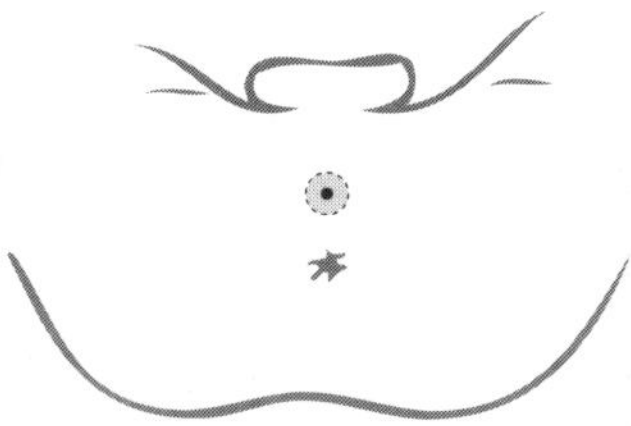

N 6 – Zhaohai

→ direkt unterhalb des inneren Fußknöchels

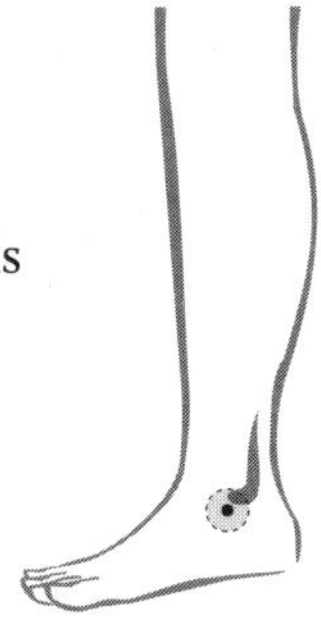

Tai-Chi-Chuan-Übungen

Chinesisches Schattenboxen zur Harmonisierung des Nieren-Qi

Halte die Erde

❶ Stehen Sie in der Grundstellung und erweitern Sie dann Ihren Stand zu einer Grätsche. Ihr Rücken ist aufrecht, der Blick nach vorn gerichtet. Die Arme hängen locker an den Seiten.

❷ Beugen Sie nun Ihre Knie im rechten Winkel ab. Der Rücken bleibt gerade. Die Hüfte ziehen Sie leicht nach vorn. Verteilen Sie Ihr Gewicht gleichmäßig auf beide Füße.

❸ Heben Sie Ihre Arme seitlich an, sodass sie einen leichten Bogen bilden, die Handflächen zeigen zum Boden. Atmen Sie ruhig ein und aus. Begeben Sie sich dann in die Grundstellung und bleiben Sie noch einmal fünf Minuten in dieser Position.

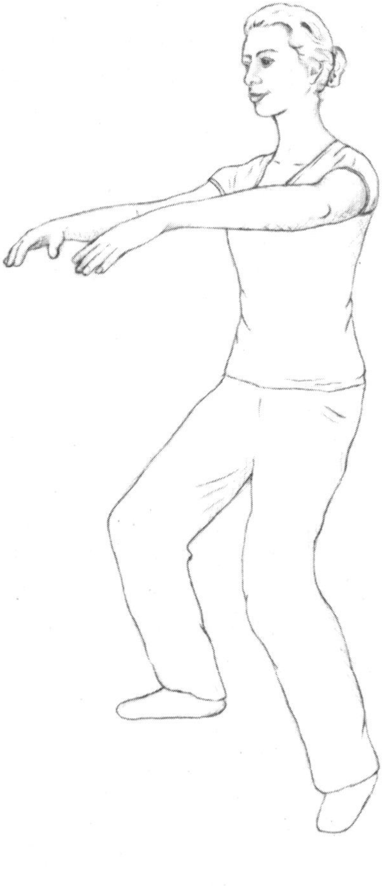

Der Partnermeridian Perikard – Dreifacher Erwärmer

In der Fünf-Elemente-Lehre gelten der Perikard-Meridian und der Meridian Dreifacher Erwärmer nicht als eigener Funktionskreis – es sind funktionelle Meridiane, denen kein inneres Organ zugeordnet ist und die keine Organstrukturen haben. Da sie aber auch gekoppelt werden und sich in ihren Funktionen gegenseitig beeinflussen, werden sie ähnlich wie ein Funktionskreis behandelt.

Funktionskreis Perikard/Herzbeutel

Zang-Organ (Yin)

Organzeit

Hochphase: 19– 21 Uhr
Ruhephase: 7–9 Uhr

Funktion

Das Perikard, der Herzbeutel, ist eigentlich dem Herzen zugeordnet. Dabei handelt es sich um einen Bindegewebssack aus zwei Gewebeschichten, zwischen denen sich Flüssigkeit befindet. Er umhüllt und schützt das Herz vor Entzündungen und Reibung mit benachbarten Organen und unterstützt die Herzfunktion. Das Perikard verhindert außerdem das Eindringen pathogener und schädlicher Faktoren in das Herz.

In der TCM wird das Perikard als „Tor des Geistes“ oder „Wächter des Herzens“ betrachtet, da das Herz Sitz des Shen ist. Das Perikard schützt das Herz vor äußeren Angriffen, stabilisiert den Kreislauf und steuert außerdem die Nahrungsverwertung, die Durchblutung und den Blutdruck sowie das sexuelle Interesse. Als Yin-Organkreis des Elements Feuer sorgt er gleichzeitig für Spaß und Entspannung und hält die Emotionen im Gleichgewicht – auch bei Aufregungen bewahren wir Ruhe.

Symptome und Beschwerden

- Ein Qi-Mangel kann sich in Kreislaufbeschwerden, starkem Herzklopfen, Herzschmerzen, Brustkorbbeschwerden und Angina pectoris äußern.
- Ein Übermaß führt zu Bluthochdruck, Schwindel, erhöhter Reizbarkeit, Ruhelosigkeit und Nervosität.
- Auch Schulterverspannungen und Taubheitsgefühle in den Beinen können auf eine Perikard-Disharmonie hindeuten. Ebenso Fieber und eine auffallend rote Zunge.
- Daneben verweisen auch hormonelle Störungen, Menstruationsbeschwerden, Prostata- und Potenzprobleme auf eine Störung.

Mit den folgenden Maßnahmen können Sie den Funktionskreis Perikard stärken.

Heiltees gegen Perikarddisharmonien

Wallender Gebieter

Heilteeanwendung bei Bluthochdruck

Zutaten: 3–30 g Da Huang (Chinesische Rhabarberwurzel)
3–9 g Huang Qin (Baikal-Helmkrautwurzel)
4,5–9 g Ju Hua (Chrysanthemenblüten)

Wirkung: blutdrucksenkend, stabilisierend

Eiserne Prinzessin – erblühende Knospe

Heilteeanwendung bei Frigidität

Zutaten: 3–9 g Yan Hu Suo (Lerchenspornwurzelstock)
9–15 g Sha Yuan Zi (Astragalus-Samen)
1,5–6 g Wu Wei Zi (Schisandra-Früchte)
6–9 g Dan Zhu Ye (Grazile Bambusblätter)
4,5–9 g Dang Gui (Chinesische Angelikawurzel)

Wirkung: durchblutungsfördernd, Sexualität anregend

Akupressur

Akupunktmassage bei physischen und psychischen Erschöpfungszuständen sowie Nervosität

PE 6 – Neiguan

→ am Ende der Handfalte, vier Querfinger oberhalb in der Mitte der Sehnen

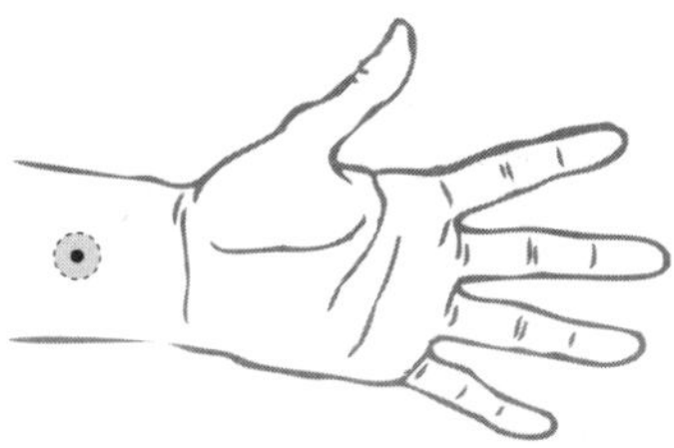

PE 1 – Tianchi

→ am Brustkorb, im vierten Rippenzwischenraum, zwei Fingerbreit seitlich der Brustwarze nach außen

PE 8 – Laogong

→ bei geschlossener Faust zwischen Mittelfinger und Ringfinger

Qigong-Übung

Atem- und Bewegungsübungen für jeden Tag

Grundhaltung und vorbereitende Übung
(siehe Seite 164)

Buddhistischer Wind bläst in die Ohren

→ Die Hände vor den Bauch heben, die Handflächen im Abstand von etwa 30 Zentimetern zueinander.

→ Jetzt drücken Sie die Luft etwas 36-mal von unten nach oben in die Ohren, indem Sie Ihre Hände nach oben bewegen, bis sie sich seitlich neben den Ohren befinden.

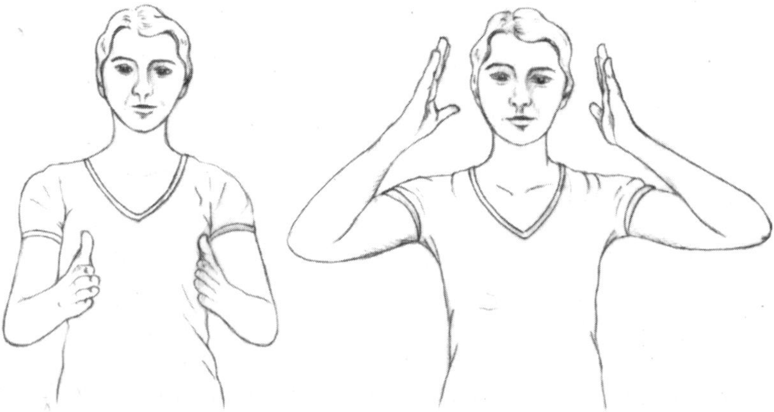

Funktionskreis Dreifacher Erwärmer

Fu-Organ (Yang)

Organzeit

Hochphase: 21–23 Uhr
Ruhephase: 9–11 Uhr

Funktion

Der Dreifache Erwärmer hat in der westlichen Medizin keine Entsprechung. Es gibt keine anatomische Organstruktur, die ihm zuzuordnen wäre. Übertragen ließe sich der obere, mittlere und untere Erwärmer den Körperhöhlen Brust, Bauch und Becken zuordnen. Mit ihm sind bestimmte Funktionen des Ausgleichs dieser drei Körperbereiche bezeichnet. In der chinesischen Medizin ist ein bestimmter Akupunktur-Meridian mit ihm verbunden (San-Jiao).

Diese drei „Brenner“ sind unsere inneren Quellen der Lebensenergie Qi. Der obere Erwärmer (Jiao-Shang) steht in Bezug zum Brustraum, er erwärmt Herz und Lunge und kontrolliert die Atmung, aus der wir das Qi gewinnen. Der mittlere Erwärmer (Jiao-Zhong) entspricht der Region des Solarplexus, mit ihm sind Magen und Milz verbunden, er wacht über die Verdauung. Wir gewinnen Energien durch die Aufspaltung der Nahrung. Dem unteren Erwärmer (Jiao-Xiao), im Beckenraum ober- und unterhalb des Bauchnabels, sind Leber, Niere, Blase, Dick- und Dünndarm zugeordnet. Er kontrolliert die Ausscheidung und das Nieren-Qi, erwärmt den Körper.

Der Dreifache Erwärmer regelt das Zusammenspiel dieser drei Brenner. Er ist mit allen anderen Funktionskreisen verbunden, kontrolliert den Geist, die inneren Organe und unterstützt das Lymphsystem, reguliert den Stoffwechsel und die Körpertemperatur, transportiert die Flüssigkeiten, sammelt und verteilt das Qi im Körper und sorgt für einen harmonischen Ablauf aller Prozesse im Körper. Disharmonien können sich deshalb in allen möglichen Bereichen niederschlagen und führen allgemein zur Schwächung unserer Abwehrkräfte.

Wenn der Qi-Strom hingegen frei und ungehindert fließt, trägt das auf allen Ebenen zu unserem Wohlbefinden bei. Das innere Gleichgewicht unseres Organismus zeigt sich in einer positiven Lebenseinstellung und erfüllt uns mit Beschwingtheit, Gleichmut, Freude und innerem Frieden.

Symptome und Beschwerden

- Ein Mangel zeigt sich häufig in Temperaturempfindlichkeit, einer geschwächten Abwehr, verbunden mit häufigen Erkältungen, und einer Anfälligkeit für Allergien und Asthma, außerdem Übersensibilität und einem Hang zu zwanghaftem Verhalten.
- Des Weiteren können Unterleibsschmerzen, Verdauungsbeschwerden und Rückenschmerzen hinzukommen.
- Ein Übermaß an Qi zeigt sich in Entzündungen des Zahnfleisches und des Mundraums, schweren Beinen, Krämpfen, morgendlicher Erschöpfung.
- Zu den weiteren Symptomen zählen Augenschmerzen, Ohrprobleme, Tinnitus, Hautausschläge, Schilddrüsenprobleme, niedriger Blutdruck, Hüftgelenkprobleme und Störungen im Bereich der Extremitäten, außerdem können Myome im Bauchbereich auftreten.

Mit den folgenden Maßnahmen können Sie den Funktionskreis Dreifacher Erwärmer stärken.

Heiltees gegen Dreifacher-Erwärmer-Disharmonien

Vertreibung der Schattenkrieger

Heilteeanwendung bei Heuschnupfen

Zutaten: 3–9 g Cang Er Zi (Sibirische Spitzklettenfrüchte)
9–15 g Xin Yi (Magnolienblüten)
4,5–9 g Zhu Ru (Bambusrohrstreifen)
6–12 g Mu Dan Pi (Strauchpaeonien-Wurzelrinde)

Wirkung: immunmodulierend, beruhigend, entgiftend, durchblutungsfördernd

Qi der Ohren

Heilteeanwendung bei Ohrenschmerzen

Zutaten: 3–9 g Du Huo (Angelica-pubescens-Wurzel)
6–15 g Jin Yin Hua (Geißblattblüten)
9–15 g Ban Lan Gen (Färberwaidwurzel)

Wirkung: entgiftend, desinfizierend, lindernd

Akupressur

Akupunktmassage bei Heuschnupfen

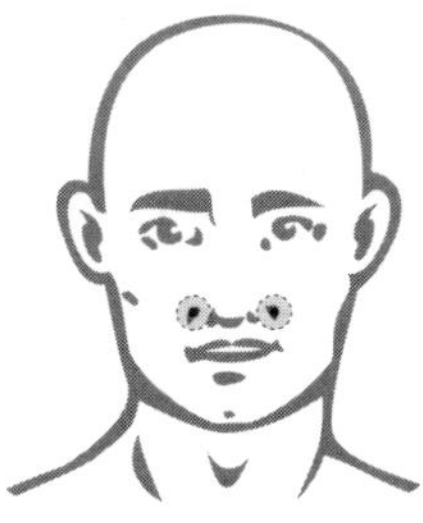

DI 20 – Yingxiang

→ seitlich beider Nasenflügel 30-mal den Punkt auf der linken Seite und dreimal den auf der rechten Seite massieren

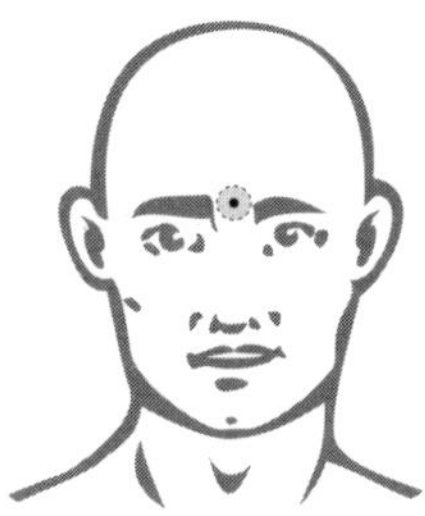

Ex. 1 – Yintang / „Stempelhalle" (Extrapunkt)

→ zwischen den beiden Augenbrauen direkt in der Mitte die Hautfalte 20-mal nach vorn ziehen

Ex. 2 – Taiyang / „Schläfe“ (Extrapunkt)

→ am äußeren Rand der Augenbrauen, 15-mal kreisend im Uhrzeigersinn, dann 15-mal kreisend gegen den Uhrzeigersinn massieren

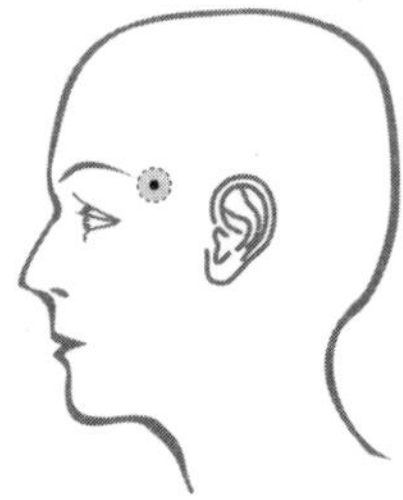

Akupunktmassage bei Ohrenschmerzen

G 2 – Tinghui

→ bei geöffnetem Mund in der Mulde oberhalb des Ohrläppchens, an der Seite des Wangenknochens

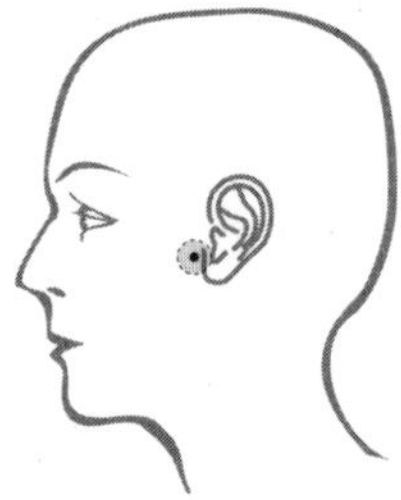

3E 17 – Yifeng

→ hinter den Ohrläppchen

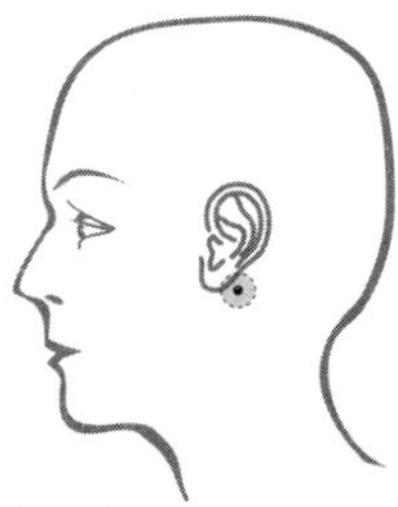

LG 20 – Baihui

→ oben in der Mitte der Schädeldecke, auf der gedachten Mittellinie zwischen den Ohrenachsen

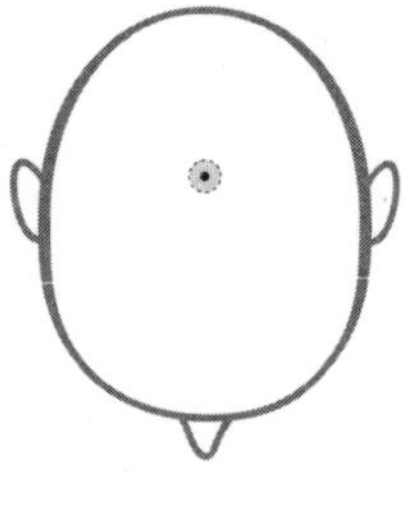

Qigong-Übung

Atem- und Bewegungsübungen für jeden Tag

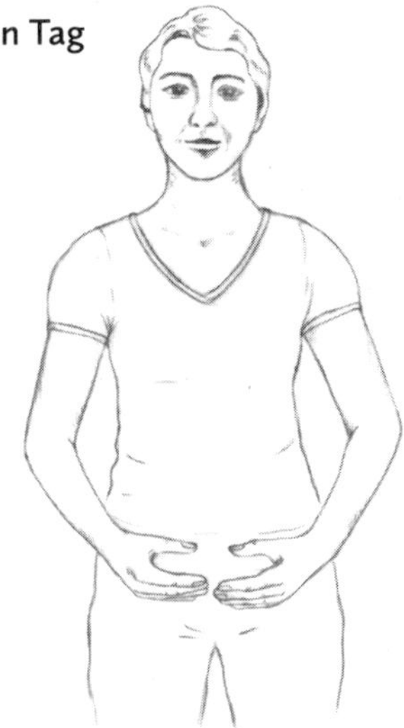

Grundhaltung und vorbereitende Übung
(siehe Seite 164)

Buddhistischer Wind bläst in die Ohren

❶ Die Hände vor den Bauch heben, die Handflächen zeigen zueinander.

❷ Jetzt drücken Sie die Luft etwa 36-mal von unten nach oben in die Ohren.

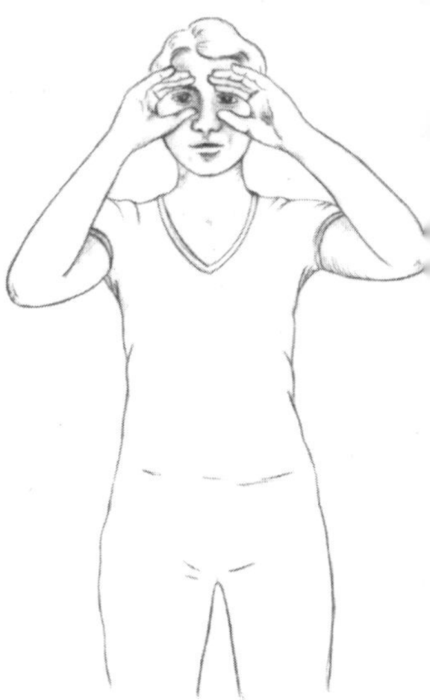

Buddhistische Strahlen erleuchten die Augen

❶ Mit der rechten und der linken Hand formen Sie einen Entenschnabel vor Ihrem Bauch: Daumen leicht spreizen, die anderen vier Finger sind zusammen. Ihre Fingerspitzen zeigen dabei zueinander.

❷ Nun gehen Sie mit den Händen nach oben zu den Augen, und drücken Sie so mit Ihren Händen etwa 36-mal die Luft von unten nach oben in die Augen, sodass ein leichter Luftzug spürbar ist.

Der Partnermeridian Gallenblase – Leber

- → Element: Holz
- → Jahreszeit: Frühling
- → Himmelsrichtung: Osten
- → Krank machendes Klima: Wind, Sturm
- → Belastende Emotion: Wut, Zorn
- → Gewebe: Sehnen, Bänder
- → Sinnesorgan: Auge (sehen)
- → Körperflüssigkeit: Tränen
- → Geschmacksrichtung: sauer
- → Gesichtsfarbe bei Krankheit: oliv, grünstichig
- → Geruch bei Krankheit oder Störung: säuerlich, ranzig
- → Lebensalter: Geburt und Wachstum

Funktionskreis Gallenblase

Fu-Organ (Yang)

Organzeit

Hochphase: 23–1 Uhr
Ruhephase: 11–13 Uhr

Funktion

Die birnenförmige Gallenblase befindet sich an der Unterseite der Leber. In ihr wird die Gallenflüssigkeit gespeichert und eingedickt, die von der Leber produziert wurde. Die Galle wird vom Darm zur Verdauung von Fetten benötigt und bei Bedarf zu den Mahlzeiten ausgeschüttet.

Aus Sicht der Traditionellen Chinesischen Medizin ist die Gallenblase ihrem Partnermeridian Leber untergeordnet. Sie unterstützt die weitreichenden Aufgaben des Funktionskreises Leber, kontrolliert die Sehnen und Bänder und trägt in großem Maß dazu bei, die Lebensenergie Qi zu verteilen und die Qi-Bahnen offen zu halten.

Das Qi der Gallenblase bestärkt uns in unseren Entscheidungen und in unserer Entschlusskraft, während der Funktionskreis Leber den Entwurfsplan vorgibt. Das Gallenblasen-Qi gibt uns den Mut, auch einmal neue Wege einzuschlagen und nicht immer nur tagein, tagaus der gleichen ermüdenden Routine zu folgen.

Symptome und Beschwerden

- → Ein Qi-Mangel in der Gallenblase führt zu einer gestörten Fettverdauung. Die Folge sind Verdauungsbeschwerden aller Art, Durchfall, Gesichtsblässe und Schlaf- sowie Durchschlafstörungen.
- → Zu den Symptomen bei Disharmonien zählen auch Kopfschmerzen und Migräne, verbunden mit chronischen Nackenschmerzen und Verspannungen, außerdem Müdigkeit, Frösteln, Hautausschläge und Augenbeschwerden.
- → Menschen, die ihre Gefühle, ihre Ängste und ihren Zorn unterdrücken, wirken angespannt und sind häufig leicht reizbar. Sie sind entscheidungsschwach und haben nicht den Mut und die nötige Energie, ihre Träume und Wünsche in die Tat umzusetzen. Die ständigen seelischen Beeinträchtigungen stören das Lebensgefühl und hindern die Betroffenen daran, ihr Leben selbstbewusst zu gestalten.

Mit den folgenden Maßnahmen können Sie den Funktionskreis Gallenblase stärken.

Heiltees gegen Gallenblasendisharmonien

Zweige im Wind

Heilteeanwendung bei Nackenverspannung

Zutaten: 3–9 g Hong Hua (Saflorblüten)
3–9 g Yan Hu Suo (Lerchensporn-Wurzelstock)
4,5–9 g Ju Hua (Chrysanthemenblüten)
3–6 g Ru Xiang (Weihrauchbaumharz)

Wirkung: durchblutungsfördernd, entzündungshemmend, schmerzlindernd

Kraft der Klarheit

Heilteeanwendung bei Sehstörungen

Zutaten: 3–9 g Huang Qin (Baikal-Helmkrautwurzel)
9–15 g Ban Lan Gen (Färberwaidwurzel)
3–6 g Ju Hua (Chrysanthemenblüten)

Wirkung: reizlindernd, antiseptisch, entkrampfend, durchblutungsfördernd

Akupressur

Akupunktmassage bei Augenentzündungen

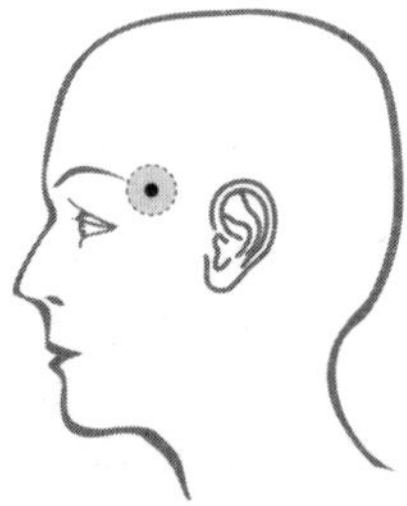

Ex. 2 – Taiyang / „Schläfe“ (Extrapunkt)

→ am äußeren Rand der Augenbrauen, auf beiden Seiten

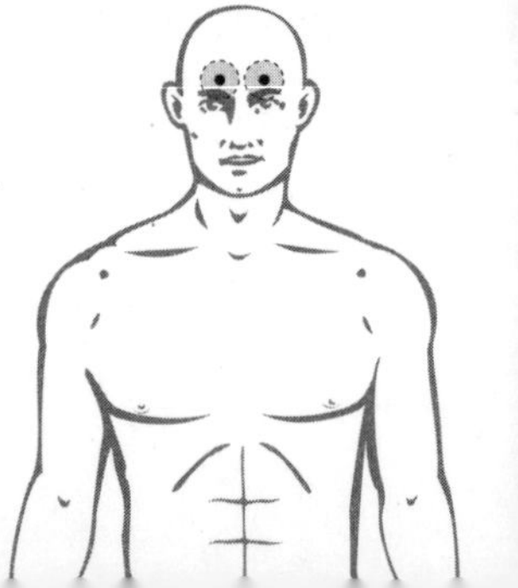

G 14 – Yangbai

→ ein Zentimeter über der Mitte beider Augenbrauen

Akupunktmassage bei Rücken-, Kreuz- und Nackenschmerzen

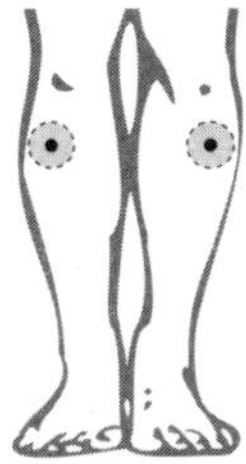

M 36 – Zusanli

→ eine Handbreit unter der Kniescheibe und ein Querfinger seitlich außen

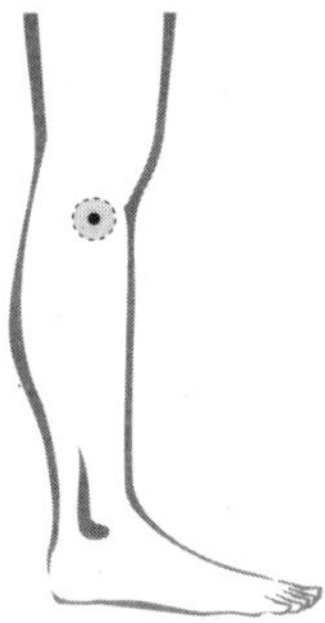

G 34 – Yanglinquan

→ unter dem Wadenbeinköpfchen

Heilmassage

Massage bei Kreuzschmerzen

❶ Erwärmen Sie die vom Schmerz betroffene Stelle mithilfe einer Wärmflasche oder eines warmen Kirschkernsäckchens.

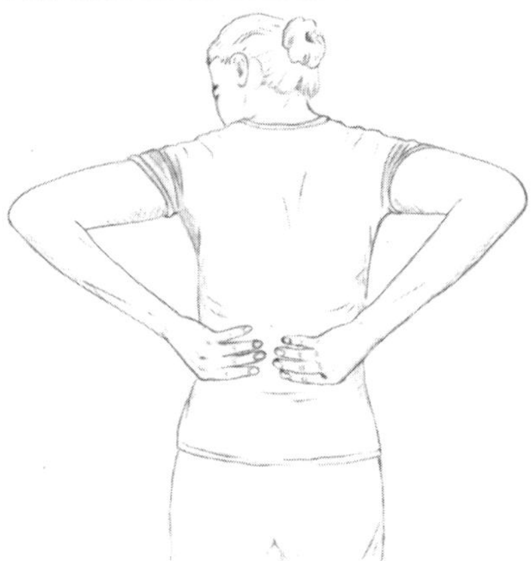

❷ Massieren Sie den Bereich des Kreuzbeins mit jeweils vier Fingern einer Hand neben der Wirbelsäule.

❸ Führen Sie 20-mal Streichbewegungen nach oben und nach unten durch. Massieren Sie dann mit den flachen Händen den Bereich, der zwei bzw. vier Querfinger seitlich der Wirbelsäule liegt.

Tai-Chi-Chuan-Übungen

Chinesisches Schattenboxen zur Harmonisierung des Gallenblasen-Qi

Halte den Himmel

❶ Sie stehen in der Grundstellung (siehe Seite 164). Legen Sie Ihre Hände mit verschränkten Fingern wie eine Schale vor Ihrem Unterleib zusammen. Ihre Handflächen zeigen dabei nach oben.

❷ Heben Sie langsam Ihre Arme von Ihrem Körper nach oben. Dabei drehen Sie Ihre Hände so, dass die Handflächen nach vorn zeigen.

❸ Sobald die Arme über dem Kopf fast ausgestreckt sind, zeigen die immer noch ineinander verschränkten Handflächen nach oben. Halten Sie diese Position für einige Atemzüge. Ihre Schultern sind dabei locker und entspannt.

❹ Senken Sie dann Ihre gefalteten Hände über dem Kopf etwas ab.

❺ Führen Sie zuletzt Ihre Arme in einem weiten Bogen auseinander. Die Hände sind dabei abgewinkelt. Ab Schulterhöhe strecken Sie die Handgelenke leicht durch.

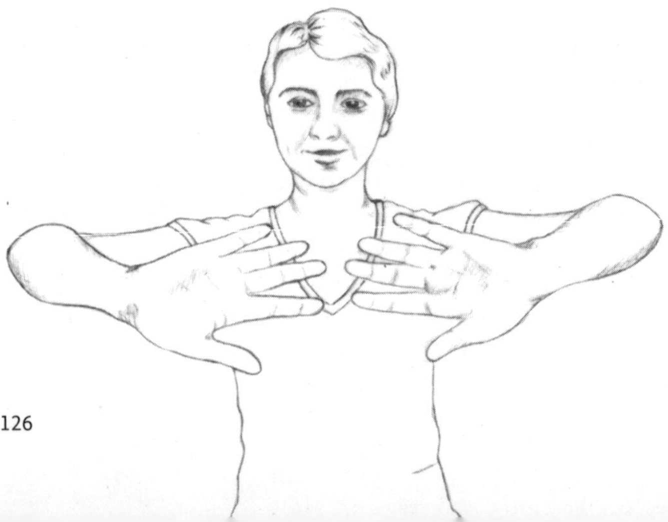

Qigong-Übung

Atem- und Bewegungsübungen für jeden Tag

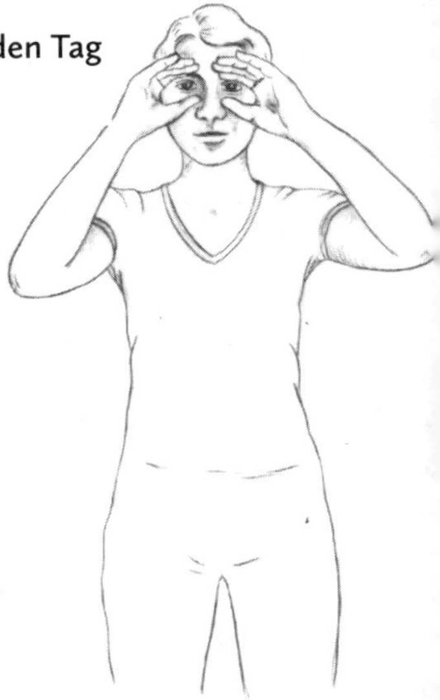

Grundhaltung und vorbereitende Übung
(siehe Seite 164)

Buddhistische Strahlen erleuchten die Augen

1. Mit der rechten und der linken Hand formen Sie einen Entenschnabel vor Ihrem Bauch. Ihre Fingerspitzen zeigen dabei zueinander.
2. Nun drücken Sie mit Ihren Händen etwa 36-mal die Luft von unten nach oben in die Augen.

Funktionskreis Leber

Zang-Organ (Yin)

Organzeit

Hochphase: 1–3 Uhr
Ruhephase: 13–15 Uhr

Funktion

Die Leber ist die größte Anhangsdrüse des Darms und das wichtigste Stoffwechselorgan. Sie befindet sich im rechten Oberbauch und besteht aus zwei verschieden großen Lappen. Zu den Hauptaufgaben der Leber zählen die Entgiftung des Körpers, die Produktion lebenswichtiger Proteine und die Ausscheidung von Stoffwechselprodukten und Giftstoffen wie Arzneimittelstoffen oder Alkohol. Die Leber ist maßgeblich an der Verwertung der Nahrungsbestandteile beteiligt. Hier wird die Gallenflüssigkeit gebildet, die über die Gallenwege in den Darm gelangt und dort die Fettverdauung ermöglicht. Die Leber spielt außerdem eine wichtige Rolle für die Blutgerinnung, da sie viele Substanzen herstellt, die zur Gerinnungsfähigkeit beitragen.

In der Traditionellen Chinesischen Medizin wird die Leber als das „Haus der Seele“ bezeichnet. Sie gilt als die aktive und kreative Kraft in uns und sorgt dafür, dass wir vorausschauend handeln und gelassen, aber ohne uns beirren zu lassen, unseren persönlichen Lebensplan verwirklichen.

Die Leber trägt maßgeblich zur Verteilung des Qi im Organismus bei. Während die Lunge dafür sorgt, dass das Qi nach unten zu den inneren Organen, Sehnen und Knochen sinkt, lässt die Leber das Qi zum Kopf und den Sinnesorganen aufsteigen. Die Leber öffnet sich in den Augen und ist auch für die Sehkraft zuständig. Außerdem sorgt die Leber für die Blutversorgung von Gelenken, Muskeln und Sehnen: In der Leber wird das Blut gespeichert und bei Bedarf an die entsprechenden Stellen transportiert. Zusammen mit der Lunge gewährleistet die Leber die Verbreitung und Verteilung und den ungehinderten Fluss von Qi und Blut und stellt somit die Versorgung der Organe sicher.

Gleichzeitig harmonisiert die Leber die Emotionen. Seelisch-emotionale Probleme, unterdrückte Wut oder unausgelebte Trauer führen zu einer Blockade des Leber-Qi, wenn sie über einen längeren Zeitraum bestehen.

Symptome und Beschwerden

- → Zu den häufigen Symptomen bei Disharmonien im Leber-Meridian zählen Sehprobleme, Bindehautentzündung,

gerötete und trockene Augen, Schlafstörungen, Blässe, Hautprobleme und brüchige Nägel.
- Auch Muskelschwäche, verbunden mit Taubheitsgefühlen, und Zittern können auftreten.
- Auf Leber-Qi-Störungen deuten zudem Menstruationsbeschwerden, zu starke oder zu schwache Blutungen oder das Prämenstruelle Syndrom. Bei Stress und Aufregung verschlechtern sich diese Beschwerden weiter.
- Außerdem können Verdauungsprobleme, Bauchschmerzen, Migräne und Schwindelgefühle sowie Hörprobleme und Tinnitus auftreten.
- Eine Störung des Leber-Qi führt im seelischen Bereich zu Unruhe, Anspannung, auch zu Nervosität, Zorn und leichter Reizbarkeit sowie zu Antriebslosigkeit und Depression.

Mit den folgenden Maßnahmen können Sie den Funktionskreis Leber stärken.

Heiltees gegen Leberdisharmonien

Versöhnungstee

Heilteeanwendung bei Prämenstruellem Syndrom

Zutaten: 4,5–9 g Dang Gui (Chinesische Angelikawurzel)
9–15 g Yan Hu Suo (Lerchenspornwurzelstock)
9–15 g Fu Ling (Kiefernschwamm)
1,5–9 g Gan Cao (Ural-Süßholzwurzel)
6–12 g Tu Si Zi (Chinesische Teufelszwirnsamen)

Wirkung: stabilisierend, entkrampfend

Wichtig: Dosierung und Einnahmeempfehlung (siehe Seite 151) bitte sehr genau beachten! Im Zweifelsfall fragen Sie Ihren Therapeuten.

Herbstleuchten

Heilteeanwendung bei Wechseljahresbeschwerden

Zutaten: 6–12 g Gou Qi Zi (Bocksdornfrüchte)
6–12 g Mai Dong (Schlangenbartwurzel)
3–6 g Qing Hao (Einjähriges Beifußkraut)
3–6 g Yin Chen (Besenbeifußkraut)
3–9 g Yu Jin (Curcumawurzelknollen)

Wirkung: gegen Hitzewallungen, stabilisierend, beruhigend

Wichtig: Dosierung und Einnahmeempfehlung (siehe Seite 151) bitte sehr genau beachten! Im Zweifelsfall fragen Sie Ihren Therapeuten.

Akupressur

Akupunktmassage bei Zyklusbeschwerden

G 41 – Zulinqi

→ Bei Spannungsgefühl in den Brüsten hilft die Stimulation dieses Punktes: zwischen den oberen Enden der beiden Mittelfußknochen der vierten und der kleinen Zehe.

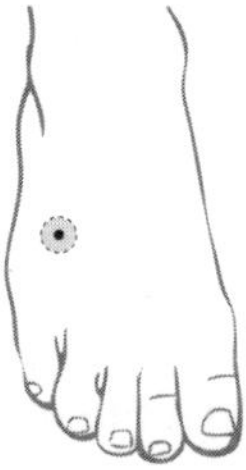

B 23 – Shenshu

→ am Rücken zwischen dem zweiten und dem dritten Lendenwirbel

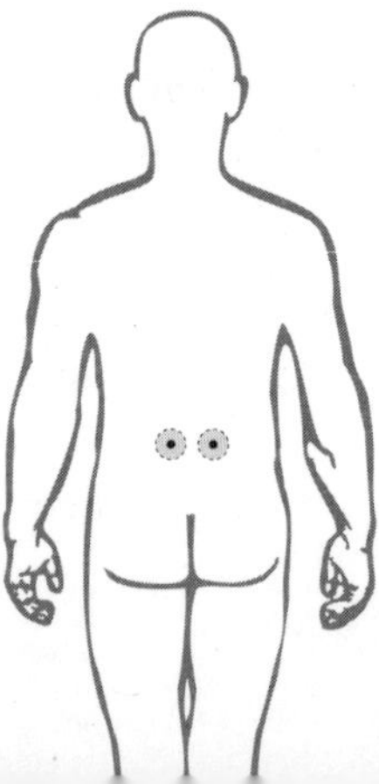

B 30 – Baihuanshu

→ dicht neben dem Kreuzbein

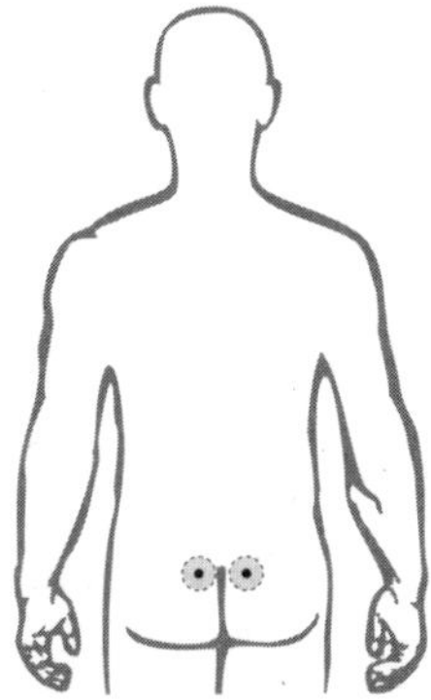

B 31 – Shangliao

→ in der Vertiefung, die das Kreuzbein oberhalb des Gesäßes bildet

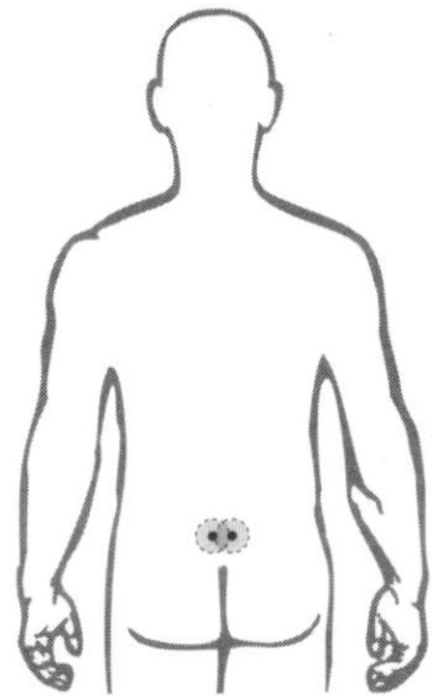

Qigong-Übung

Atem- und Bewegungsübungen für jeden Tag

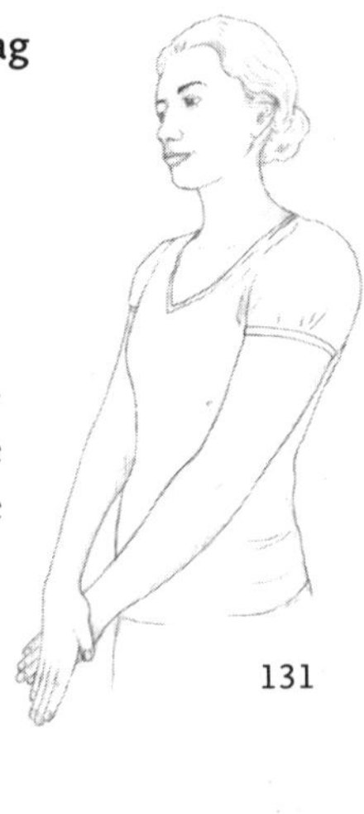

Grundhaltung und vorbereitende Übung
(siehe Seite 164)

Die Hände kreuzend schwingen

❶ Ihre Arme sind vor Ihrem Körper überkreuzt und dabei ausgestreckt. Ihre linke Hand befindet sich dabei innen, die rechte außen.

❷ Jetzt kreuzen Sie Ihre Hände im Wechsel etwa 36-mal vor dem Bauch und öffnen sie wieder.

Der Jünger betet zu Buddha

❶ Falten Sie Ihre Hände wie zum Gebet. Zwischen den Handflächen bleibt ein Hohlraum. Ihre Finger zeigen nach oben.

❷ Heben Sie die Hände in die Höhe Ihres Brustbeins. Verharren Sie in dieser Haltung etwa eine Minute.

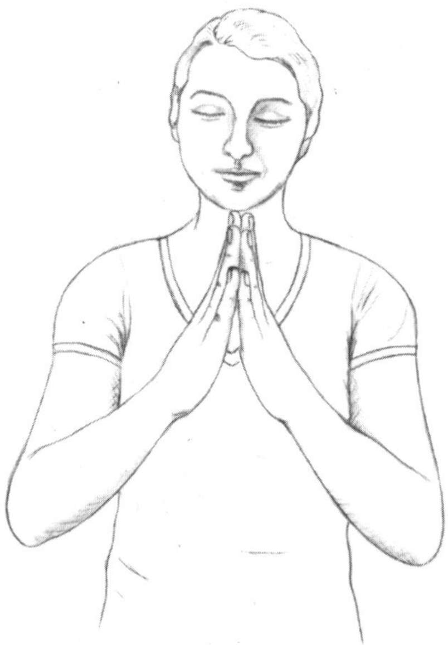

Diagnose und Therapie in der TCM

Die Traditionelle Chinesische Medizin (TCM) kennt verschiedene Wege, um die Hintergründe und Ursachen einer Störung oder Erkrankung herauszufinden. Genauso vielschichtig ist auch die therapeutische Herangehensweise, um den Patienten zurück in ein seelisch und körperlich gesundes Leben zu führen. Das Individuum wird sowohl in der Diagnose als auch auf dem Weg der Heilung ganzheitlich betrachtet und behandelt.

Störungen und Disharmonien erkennen – die Diagnose in der TCM

Wenn die Abwehrkräfte des Menschen geschwächt sind, sei es durch emotionale Faktoren oder durch Witterungseinflüsse, ist seine Gesundheit gefährdet. Deshalb steht zu Beginn jeder Behandlung durch einen chinesischen Arzt die Abklärung der Vorgeschichte einer Krankheit, um nicht nur die Symptome, sondern die Ursachen zu erkunden. Er wendet hierbei die folgenden vier diagnostischen Verfahren an:

- → Befragung
- → Betrachtung
- → Betasten
- → Hören und Riechen

Die Befragung

Bei der Befragung, dem wichtigsten Teil der Diagnose, erkundigt sich der Arzt nach der familiären Disposition, den Lebensgewohnheiten und bisherigen Erkrankungen und Infekten und nach sonstigen Beschwerden. Außerdem bezieht er Kälte- und Wärmeempfindungen, Schwitzverhalten und den Stuhlgang in seine Beurteilung mit ein. Kalte Hände und Füße können z.B. auf eine Leber-Qi-Blockade deuten. Er beobachtet den Patienten und nimmt so alle Symptome wahr, die auf die Ursache der Erkrankungen hindeuten könnten. Gleichzeitig fragt der chinesische Arzt nach seelischen Befindlichkeiten und psychischen Belastungen, die ihren Ursprung möglicherweise auch in Kindheitserfahrungen haben könnten.

Die Betrachtung

Ein weiteres wichtiges diagnostisches Mittel ist die Bewertung des Zungenkörpers – damit erkennt der Arzt, wo sich die Erkrankung befindet und wie schwerwiegend sie ist. Bei der Zungendiagnose lassen Farbe des Zungenkörpers und Belag auf akute Körperprozesse schließen. Eine rote Färbung und gelber Belag deuten etwa auf Hitze, eine bläuliche auf Blutstauung.

Auf der Zunge bzw. verteilt über gewisse Zungenbereiche ist der gesamte Organismus abgebildet: an der Zungenspitze das Herz, dahinter die Lunge, dann die Milz und am Zungengrund die Niere. Die seitlichen Zungenränder geben Hinweise auf den Zustand der Leber.

Die Betrachtung schließt auch Gang, Statur und Körperbau mit ein, außerdem Gesichtsfarbe und Beschaffenheit von Haut und Haaren.

Das Betasten

Auch der Puls erlaubt verschiedene Einordnungsmöglichkeiten: Ein erfahrener Arzt kann anhand verschiedener Taststellen und Tiefen bis zu 32 verschiedene Pulse erfassen. Ein langsamer Puls ist immer als Yin einzuordnen, ein schneller als Yang. Taststelle ist zumeist die Arterie am Handgelenk, hier sind hintereinander je drei Pulstaststellen angeordnet, die wiederum bestimmten Organen zugeordnet werden können.

Bewertet werden zudem auch die Temperatur, die Feuchtigkeit, die Beschaffenheit der Haut oder der Bewegungsspielraum der Gelenke.

Hören und Riechen

Zuletzt bewertet der Arzt auch Körperausdünstungen und Mundgeruch des Kranken, ebenso den Klang der Stimme: Ein leises, zögerliches Sprechverhalten kann beispielsweise auf Leere deuten, eine durchdringende, laute Stimme auf Fülle.

Anschließend führt der Arzt alle Eindrücke zu einem Gesamtbild zusammen und erstellt ein sogenanntes „Disharmoniemuster". Dabei sind jedem Organkreis spezifische Disharmoniemuster zugeordnet. Aufgrund seiner Schlussfolgerungen erarbeitet der Arzt einen Behandlungsplan für den Patienten. Hier geht es in erster Linie nicht um die Beseitigung der Symptome, sondern um die Wiederherstellung des Gleichgewichts von Hitze und Kälte, von Trockenheit und Feuchtigkeit. Denn erst deren Disharmonie bzw. der Mangel oder das Übermaß von Qi, Blut und den Säften sowie schädliche Emotionen haben zur Schwächung der Abwehrkräfte und zu der erhöhten Krankheitsanfälligkeit geführt.

Fragebogen zur Erfassung energetischer Organstörungen und Disharmonien

Da auftretende Symptome und Störungen den Organkreisen nicht immer ganz einfach zuzuordnen sind, kann Ihnen der folgende Fragebogen helfen, Symptommuster von Organkreis-Disharmonien zu erkennen. Ein solcher Fragenkatalog kann die Diagnosestellung durch einen erfahrenen und jahrelang geschulten Arzt keinesfalls ersetzen. Doch die Beantwortung hilft Ihnen, mögliche Störungen, Disharmonien und Anfälligkeiten frühzeitig zu erkennen, um bereits im Vorfeld einer Erkrankung vorbeugende Gegenmaßnahmen ergreifen zu können.

Vorgehen

Am Ende der Checkliste finden Sie eine Tabelle. Bitte kreuzen Sie dort bei den zutreffenden Punkten und Fragen, die Sie mit „Ja" beantworten, die Organkreise an, die den Fragen jeweils zugeordnet sind.

50 Fragen zur Erfassung von Symptommustern

❶ Um welche Uhrzeit wachen Sie in der Nacht häufig auf?

- ○ 23-01 Uhr .... Gb
- ○ 01-03 Uhr .... Le
- ○ 03-05 Uhr .... Lu
- ○ 05-07 Uhr .... Di

❷ Wenn Sie Kopfschmerzen haben, in welchem Bereich?

- ○ Stirn mit Augenrahmen .... Ma
- ○ Augen bis zu beiden Seiten der Schläfen .... Le
- ○ ganzer Kopf .... Mi und Ma
- ○ begleitet von trockenem Hals .... He und Ni
- ○ Kopfdecke .... Bl und Gb
- ○ rechte Kopfseite .... 3E und Le
- ○ linke Kopfseite .... He und Lu
- ○ Halswirbelsäule bis zum Hinterkopf........................... Bl

❸ Gesichtsfarbe

- ○ sehr blass mit kalten Händen oder Füßen .... He und Ni
- ○ übermäßig rot .... Le und He
- ○ Gesichtsakne und Gesichtsflecken .... Le und Di

❹ Augen und Umgebung

- ○ Augen sind sehr rot mit leichtem Juckreiz ... Le und Gb
- ○ dunkle Augenringe unter den Augen .... Ni
- ○ Innenseite des unteren Augenlides ist weiß ... Le und He

❺ Zähne und Mund

- ○ Zahnschmerzen .... Le und Di
- ○ Zahnfleischschmerzen .... Ma und Dü
- ○ sehr rote Lippen .... Ma
- ○ Mundgeruch .... Ma und Dü

❻ Zunge

- ○ feuerrot .... He
- ○ steife Zunge .... Mi
- ○ dünner weißer Belag .... Ni
- ○ lilafarbener Belag .... He
- ○ dicker weiß-gelber Belag .... Ma und Dü

❼ Welchen Geschmack mögen Sie nicht?

- ○ sauer .... Le und Gb
- ○ bitter .... He und Dü
- ○ süß .... Mi und Ma
- ○ scharf .... Lu und Di
- ○ salzig .... Ni und Bl

❽ Welche Jahreszeit mögen Sie nicht?

- ○ Frühjahr .... Le und Gb
- ○ Sommer .... He und Dü
- ○ Spätsommer .... Mi und Ma
- ○ Herbst .... Lu und Di
- ○ Winter .... Ni und Bl

❾ Welche Emotion tritt bei Ihnen besonders häufig auf?

- ○ Ärger .... Le und Gb
- ○ Freude .... He und Dü
- ○ Schwermut .... Mi und Ma
- ○ Kummer .... Lu und Di
- ○ Angst .... Ni und Bl

❿ Wo zeigen Sie besondere Anfälligkeit?

- ○ Sehnen .... Le und Gb
- ○ Blutgefäße .... He und Dü
- ○ Muskeln .... Mi und Ma
- ○ Haut .... Lu und Di
- ○ Knochen .... Ni und Bl

⓫ Was sind Ihre herausragenden Charaktereigenschaften?

- ○ schöpferisch .... Le und Gb
- ○ impulsiv .... He und Dü
- ○ standhaft .... Mi und Ma
- ○ gewissenhaft .... Lu und Di
- ○ tiefgehend .... Ni und Bl

⓬ Wenn Sie ab und zu Krämpfe haben, wo und wann treten diese auf?

- ○ Oberschenkel .... Ma
- ○ Unterschenkel .... Bl
- ○ häufige Krämpfe bei kälterem Wetter .... Le

⓭ Leiden Sie häufig unter Wutanfällen? .... Le und He

⓮ Leiden Sie oft unter müden Augen? .... Le und He

⓯ Reagieren Ihre Augen empfindlich auf Wind? ... Le und Ni

⓰ Haben Sie viele rote Äderchen im Weißbereich der Augen? .... He und Lu

⓱ Haben Sie vermehrte Augensekrete, wenn Sie aufstehen? .... Le

⓲ Haben Sie oft Niesanfälle? .... Lu

⓳ Schnarchen Sie oft? .... Lu und He

⓴ Haben Sie häufig einen Frosch im Hals oder den Drang, sich häufig zu räuspern? ... Ni, Le und Lu

㉑ Leiden Sie unter chronischem oder hartnäckigem Husten? .... Lu und Ni

㉒ Haben Sie hin und wieder Heißhunger? .... Ma und Mi

㉓ Haben Sie abwechselnd Durchfall und Verstopfung? .... Di und Dü

㉔ Haben Sie Schluckauf und leiden Sie häufig unter Übelkeitsgefühlen? .... Mi und Gb

㉕ Knirschen Sie mit den Zähnen? .... Di und Ma

㉖ Welchen Geschmack/welches Gefühl haben Sie morgens im Mund?

- ○ süß .... Mi
- ○ bitter .... Gb
- ○ Hitzegefühl .... He

㉗ Haben Sie immer wieder nasse Hände und nasse Füße? .... Mi und Ni

㉘ Haben Sie Hämorrhoiden oder Mundaphthen? .... Mi, Le und Ma

㉙ Müssen Sie oft zur Toilette, um Urin zu lassen (nachts häufiger als einmal, tagsüber häufiger als dreimal)? .. Ni und Bl

㉚ Spüren Sie nach dem Urinlassen immer noch häufig einen Druck auf der Blase? .... 3E und Bl

㉛ Haben Sie Gicht? .... Le und Di

32 Leiden Sie unter Tinnitus? Hören Sie schlecht oder leiden Sie unter Juckreiz in den Ohren? .... Ni und 3E

33 Haben Sie oft Haarausfall (über 100 Haare/Tag)? Ni und Le

34 Sind Sie oft nachdenklich, oder grübeln Sie häufig über ein Thema nach? .... Mi, Ma und Le

35 Leiden Sie vermehrt unter Schuppen auf der Kopfhaut oder unter trockener Haut? .... Ni und Mi

36 Haben Sie oft fettige Haut oder fettige Haare? Mi und Lu

37 Haben Sie oft geschwollene Füße oder Hände? Ni, Bl und Pe

38 Zittern bei Anstrengung Ihre Hände und Ihr Körper? .... Ni und Pe

39 Sind Sie oft leicht schreckhaft? .... Ni und Pe

40 Haben Sie eine unregelmäßige Menstruation?

- ○ vorzeitig .... Mi und Pe
- ○ verzögert .... Ni und Pe

41 Haben Sie das Gefühl, dass Sie häufig unter übergroßer Nervenanspannung stehen? .... Ni, He und Mi

42 Träumen Sie oft?

- ○ Alpträume .... Ni und Pe
- ○ kämpferische Träume .... Lu
- ○ Träume von Feuer und Brennendem .... Ni
- ○ Träume von fließendem Wasser .... Ni und Bl

43 Treten bei Ihnen häufig blaue Flecken auf oder sogar Nasenbluten? .... He, Le und Di

44 Bewegen Sie sich zu selten? .... He, Di und Pe

45 Essen Sie oft sehr spät? .... Dü, Di und Ma

46 Rauchen Sie? .... Lu und Le

47 Trinken Sie viel Alkohol (täglich mehr als zwei Gläser Wein/Bier etc.)? .... Le und Di

48 Heilen Ihre Narben sehr langsam? .... Ni und Mi

49 Haben Sie Schwindelgefühle beim Autofahren, oder leiden Sie unter Höhenangst? .... Ni und Le

50 Haben Sie irgendwo an Ihrem Körper Schwellungen? .... Le, 3E und Di

Auswertung

Bitte tragen Sie Ihr Ergebnis in die Tabelle ein: Kreuzen Sie bei den zutreffenden Punkten die den Fragen jeweils zugeordneten Organkreise an. Wenn bei einer zutreffenden Antwort mehrere Organkreise aufgelistet sind, kreuzen Sie bitte alle betreffenden an.

Bei häufig angekreuzten Organkreisen besteht die Gefahr einer Disharmonie in diesem Funktionskreis. Um Krankheiten und weiteren Schwächungen vorzubeugen, sollten Sie die Hinweise und Übungen beherzigen, die Sie zu den jeweiligen

Organkreisen im vorangegangenen Kapitel finden. Manchmal kann auch schon eine kleine Änderung festgefahrener Gewohnheiten helfen, Ihren Organismus wieder in die nötige Balance zu bringen.

Organkreis	Lu	Di	Ma	Mi	He	Dü	Bl	Ni	Pe	3E	Gb	Le
Maximalzeit	3–5	5–7	7–9	9–11	11–13	13–15	15–17	17–19	19–21	21–23	23–1	1–3
1												
2												
3												
4												
5												
6												
7												
8												
9												
10												
11												
12												
13												
14												
15												
16												
17												
18												
19												
20												
21												
22												
23												
24												
25												
26												
27												

Bitte beachten Sie: Bei ernsten und lang anhaltenden Erkrankungen sollten Sie immer einen Arzt bzw. Heilpraktiker aufsuchen. Die Beantwortung dieser Fragen kann bei einem Diagnosegespräch durchaus eine erste Hilfestellung bieten.

Organkreis	**Lu**	**Di**	**Ma**	**Mi**	**He**	**Dü**	**Bl**	**Ni**	**Pe**	**3E**	**Gb**	**Le**
Maximalzeit	3–5	5–7	7–9	9–11	11–13	13–15	15–17	17–19	19–21	21–23	23–1	1–3
28												
29												
30												
31												
32												
33												
34												
35												
36												
37												
38												
39												
40												
41												
42												
43												
44												
45												
46												
47												
48												
49												
50												
Gesamt												
Tipps ab den Seiten	78	83	88	93	98	102	106	110	114	119	124	129

Lu = Lunge; Di = Dickdarm; Ma = Magen; Mi = Milz; He = Herz; Dü = Dünndarm; Bl = Blase; Ni = Niere; Pe = Perikard; 3E = Dreifacher Erwärmer; Gb = Gallenblase; Le = Leber

Heilmethoden – die fünf Behandlungssäulen

Die Behandlung in der Traditionellen Chinesischen Medizin ist grundsätzlich individuell auf den Patienten abgestimmt. Und sie zielt immer auch auf eine Änderung der bisherigen Lebensgewohnheiten ab, die zu einer Disharmonie geführt haben. Nur so kann das gestörte Gleichgewicht wiederhergestellt werden. Erst wenn Blockaden und Stauungen gelöst werden und sich die fünf Wandlungsphasen in der Balance befinden, kann das Qi wieder frei durch die Organkreise fließen.

Die Traditionelle Chinesische Medizin kennt fünf Säulen der Behandlung, um die Energieflüsse zu harmonisieren:

- → Kräuterheilkunde
- → Akupunktur und Moxibustion
- → Ernährung
- → Massage
- → Bewegungslehren

Im Folgenden werden insbesondere jene Heilanwendungen näher ausgeführt, die sich nach Rücksprache mit Ihrem Arzt und Therapeuten gut zur Selbstbehandlung eignen. Entsprechende Übungen und Rezepte zu den jeweiligen Beschwerden finden Sie bei den Organsteckbriefen.

Die chinesische Kräuterheilkunde

Die wichtigste Methode ist die Kräuterheilkunde – auf ihr beruhen 70 bis 80 Prozent aller Behandlungen, auch wenn die Heilmethode der Akupunktur bei uns bekannter ist.

Die Behandlung mit Pflanzen (Phytotherapie) wird individuell und je nach Beschwerdebild genau auf die Bedürfnisse des Patienten abgestimmt. Sie kann rein äußerlich erfolgen, mit Salben, Waschlotionen, Bädern und Umschlägen, oder innerlich in Form von Teezubereitungen, sogenannten Dekokten, und Einnahmepräparaten.

Chinas jahrtausendealter Kräutergarten

Die Rezeptur setzt sich meist aus mehreren Zutaten zusammen, deren Wirkungen sich ergänzen und unterstützen – zudem besteht so die Möglichkeit, unerwünschten Nebenwirkungen entgegenzusteuern.

Hierzu verfügt die Traditionelle Chinesische Medizin über einen ungeheuren Schatz an Heilmitteln: Neben den Blättern des Teestrauchs finden dabei auch vielerlei andere Pflanzen und Pflanzenteile Verwendung, etwa Rinde, Ästchen, Stängel, Wurzeln, Samen, Schalen, Früchte oder Blüten. Diese machen rund 90 Prozent der Rezepturen aus. Ergänzend kommen tierische Produkte und Mineralien hinzu.

Die Zutaten finden die chinesischen Heiler praktisch vor ihrer Haustüre: Das Land ist berühmt für seine Biodiversität, seine unermessliche biologische Vielfalt und seinen reichen Pflanzenschatz. In der Volksrepublik China gibt es allein 3.000 Pflanzenarten, die medizinische Verwertung finden. Einige dieser Pflanzen gedeihen jedoch auch bei uns.

Charakteristika und Eigenschaften der Kräuter

Alle diese pflanzlichen und zum geringen Teil mineralischen und tierischen Zutaten werden von der Traditionellen Chinesischen Medizin nach verschiedenen Kriterien eingeteilt: Thermische Wirkung, Geschmacksrichtung und Leitbahnwirkung.

1. Thermische Wirkung

Jedem dieser Kräuter wird ein bestimmtes Temperaturverhalten zugeschrieben, bezogen auf die wahrgenommene Wirkung auf den Körper. Zu unterscheiden ist zwischen einer heißen (z.B. Cayennepfeffer), warmen (z.B. Ingwer), neutralen (z.B. Pilze), erfrischenden (z.B. Pfefferminze) und kalten Wirkung (z.B. Zitronenmelisse). Bei einer Erkältung etwa wirken heiße oder wärmende Arzneimittel wie der Ingwertee lindernd.

2. Geschmacksrichtung

Ähnlich wie in der Ernährung unterscheidet man auch bei den Heilkräutern zwischen den verschiedenen Geschmacksrichtungen süß, scharf, salzig, sauer und bitter. Jedes Heilkraut hat mindestens eine, wenn nicht zwei oder mehrere Geschmacksrichtungen. Diesen entsprechen auch bestimmte Wirkungen auf den Körper:

- *süß:* harmonisiert, nährt, stärkt und verteilt das Qi, wirkt befeuchtend
- *scharf:* mobilisiert den Qi-Fluss und leitet nach oben und außen, regt das Schwitzen an und wirkt zerstreuend
- *salzig:* leitet in die Tiefe, leitet aus und wirkt abführend, aufweichend und abschwellend
- *sauer:* zusammenziehend, leitet nach innen, bewahrt die Säfte

- *bitter:* leitet nach unten, leitet aus, kühlt und regt die Umwandlung der Nahrung an

Zum Beispiel hilft bei einer Erkältung ein ansteigendes Fußbad mit Ingwertee.

3. Leitbahnwirkung

Jedem Heilkraut wird zudem eine bestimmte Wirkung auf einen oder mehrere Meridiane (Leitbahnen, auf denen das Qi fließt) oder Organe zugeschrieben. Man kann sie deshalb auch gezielt dafür einsetzen, die spezifische Wirkung anderer Kräuter dort hinzuleiten.

Grundregeln der Rezeptur

Nach der Diagnose stellt der Arzt – entsprechend den eben beschriebenen Eigenschaften der Kräuter und ihrer therapeutischen Wirkung – ein individuelles Rezept für den Ratsuchenden zusammen. Im Allgemeinen umfasst die Mischung vier bis zehn Bestandteile, die der Kranke meist in Form eines Dekokts – eines Absuds oder einer Abkochung – über den Tag verteilt zu sich nimmt.

Der Arzt oder Heilpraktiker berücksichtigt dabei auch die Wechselwirkung der einzelnen Zutaten – wie gegenseitige Verstärkungen oder Unverträglichkeiten zwischen verschiedenen Arzneipflanzen. Chinesische Kräuterheiltees sollten aus diesem Grund auch nie in Eigenregie kombiniert werden; die Dosierung sollte genau eingehalten werden.

Jede Verordnung beruht auf einem hierarchischen Konzept, nach dem die Rezeptur zusammengestellt wird. Die vier Hauptkomponenten sind:

- *Kaiserpflanze:* Sie behandelt die Hauptbeschwerde oder die Wurzel der Erkrankung.
- *Ministerialpflanze:* Sie verstärkt die Wirkung der Kaiserpflanze oder bringt eine bestehende Unausgewogenheit ins rechte Lot; mehrere Ministerialpflanzen wirken gegen verschiedene Störungen.
- *Adjutantenpflanze:* Sie greift besänftigend ein, um zu stark wirkenden Heilpflanzen die Schärfe zu nehmen.
- *Botenpflanze:* Sie transportiert die anderen Heilpflanzen an die zu behandelnde Körperstelle und harmonisiert die verschiedenen Wirkstoffe.

Die Rezeptur kann somit auf das individuelle Disharmoniemuster des Patienten, das den Qi-Fluss blockiert oder stört, zugeschnitten werden. Der Arzt greift an ganz bestimmten Stellen oder Meridianen ein, um so eine optimale Wirkung zu erzielen. Die Behandlung eignet sich besonders auch bei chronischen Leiden. Dabei wird die Rezeptur regelmäßig an den Gesundungsprozess angepasst.

Damit der Tee seine heilende Wirkung entfalten kann, sollte er immer fachgerecht zubereitet werden: Teemenge, Wasser und Kochzeit entscheiden nicht nur über das Aroma, sondern vor allem auch über die gesundheitsfördernde Wirkung. Beachten Sie außerdem, dass Naturprodukte generell Qualitätsschwankungen unterliegen – abhängig von Klima, Witterung und Bodenbeschaffenheit. Die verwendeten Zutaten sollten deshalb immer aus kontrolliertem Anbau stammen, um ihre volle Wirkung zu entfalten.

Planen Sie etwas Zeit und Muße bei der Zubereitung ein. Das unterstützt Sie dabei, dem Stress und der Hektik des Tages zu entfliehen und zur Ruhe zu kommen – ein wichtiger Aspekt, der zum Heilungsprozess beiträgt.

Zubereitung und Dosierung

Um die ganze Heilkraft der Kräuter auszuschöpfen und die beste Wirkung zu erzielen, nehmen Sie die Tees jeweils nach den Mahlzeiten ein. Die im Rezept angegebene Menge des chinesischen Absuds reicht für mehrere Tage.

1. Die Kräutermischung ca. zehn Minuten in 1,5 Liter Wasser ohne Abdeckung aufkochen. Verwenden Sie dazu möglichst chlorarmes und weiches Leitungswasser, das Zimmertemperatur haben sollte.
2. Nach dem Aufkochen bei mittlerer Temperatur noch einmal 15 Minuten köcheln lassen.
3. Während des Köchelns einmal 0,1 bis 0,2 Liter kaltes Wasser zufügen.
4. Nach insgesamt ca. 25 Minuten den Tee vom Kochfeld nehmen und abseihen. 250 ml (eine Tasse) entnehmen und in kleinen Schlucken trinken. Die restliche Teemenge sollte im Kühlschrank aufbewahrt werden; zur Einnahme kurz auf der Platte erwärmen. Der Kräuterabsud reicht für ca. drei Tage.

Hinweis: Wenn in den Rezepturen variierende Mengenangaben genannt werden, sollten Sie anfangs immer die kleinstmögliche Menge verwenden. Gegebenenfalls kann diese bei Bedarf und je nach Konstitution und Verträglichkeit gesteigert werden, um eine intensivere Wirkung zu erzielen.

Einnahmeempfehlungen

- → Dosierung: Die beste Heilwirkung wird erzielt, wenn Sie zweimal am Tag, möglichst eine halbe Stunde nach den Mahlzeiten, eine Tasse warmen Tee zu sich nehmen.
- → Trinken Sie den Tee immer langsam und in kleinen Schlucken!

→ Auf chemische Süßungsstoffe sollte verzichtet werden. Die Tees können je nach Geschmack mit Agavendicksaft, Birkenzucker, Ahornsirup oder Honig gesüßt werden. Bei Diabetikern oder bei kalorienbewusster Ernährung empfiehlt sich zusätzlich zum Birkenzucker noch die Verwendung von Stevia.

Bitte beachten!

Die Behandlung mit Kräuterheiltees sollte immer in Absprache mit Ihrem Arzt und/oder Heilpraktiker erfolgen. Besonders bei lang anhaltenden und immer wiederkehrenden Beschwerden sollte die Ursache im Vorfeld medizinisch abgeklärt werden. Sollten die Beschwerden nach einer Woche der Heilteeanwendung nicht abklingen, ist es ratsam, den Tee zunächst abzusetzen und die Anwendung in Absprache mit Ihrem Therapeuten nach einer weiteren Woche wieder neu zu beginnen.

Natürliche Produkte unterliegen Qualitätsschwankungen, die auch die Wirkung beeinflussen. Immer wieder tauchen darüber hinaus auch Produkte auf dem Markt auf, die in hohen Konzentrationen Schadstoffe und Pestizide enthalten. Hinzu kommt, dass chinesische Heilkräuter und Zutaten im Handel häufig nur schwer erhältlich sind. Um die Reinheit und hohe Qualität der Ware zu gewährleisten, sollten Sie sie nur über kontrollierte Importeure bzw. Apotheken beziehen. Im Anhang finden Sie Bezugsquellen, über die Sie die hier aufgelisteten, kontrolliert angebauten und pestizidfreien Zutaten bestellen können (siehe Anhang, Seite 178).

Akupunktur und Moxibustion

Bei der Akupunktur werden an bestimmten Körperstellen feine Nadeln in die Haut gestochen. Man geht davon aus, dass durch diese Stiche die Energie in den Leitbahnen beeinflusst wird und man damit auch auf die inneren Organe einwirken kann. Bei der Moxibustion werden bestimmte Akupunkturpunkte oberflächlich und punktuell durch Wärme stimuliert, um das Qi zu stärken.

Diese Therapien sollten unbedingt von einem erfahrenen Arzt durchgeführt werden.

Chronoakupunktur

Nach der Lehre der TCM durchziehen den ganzen Körper sogenannte Meridiane, Leitbahnen mit einer Vielzahl von Verzweigungen und Verbindungen, die teils unter der Haut verlaufen, teils aber auch ins Körperinnere und zu den Organen ziehen. Bei der Akupunktur werden Nadeln in bestimmte Reizpunkte, sogenannte Akupunkturpunkte, nahe der Körperoberfläche gestochen, um dadurch auf den Fluss von Qi und Xue einzuwirken. Die Punkte liegen in der Regel auf den Meridianen und lassen sich auf verschiedene Weise anregen und stimulieren.

Um die insgesamt 365 Punkte auf den Meridianen zu ermitteln, benutzt man ein Längenmaß, mit dem die individuellen Reizpunkte jedes Patienten genau bestimmt werden können: Die Maßeinheit Cun, die etwa der Daumenbreite des Patienten entspricht.

Durch die Nadelung der betreffenden Reizpunkte kann ein Übermaß an Qi abgezogen oder dorthin gelenkt werden, wo ein Mangel besteht. Blockaden und Stauungen können so gelöst werden, um das natürliche Gleichgewicht und den inneren Rhythmus des Organismus wiederherzustellen. Dieser wiederum spiegelt nach der chinesischen Weltanschauung den kosmischen Rhythmus des Tages- und Jahresablaufs wider. Das heißt, die Körperfunktionen agieren im Gleichklang mit den rhythmischen Zyklen der Natur.

Ihre energetischen Einflüsse wirken auch auf den menschlichen Organismus ein: Wie in den vorangegangenen Kapiteln aufgezeigt wurde, zirkulieren Xue, das Blut, und die Lebenskraft Qi nicht gleichförmig durch die Haupt- und Nebenleitbahnen, sondern unterliegen einem bestimmten Tagesrhythmus: Zu jeder Doppelstunde sind das Qi und das Blut in einem bestimmten Punkt eines Meridians konzentriert.

In der Chronoakupunktur werden diese natürlichen Schwankungen aller Körperfunktionen und der natürliche Zweistundenrhythmus der Organkreise berücksichtigt, um die Wirksamkeit der therapeutischen Behandlung zu erhöhen.

Da bestimmte Akupunkturpunkte zu bestimmten Zeiten zugänglicher sind, verstärkt sich die Wirkung der Behandlung, wenn ein geschulter Akupunkteur diese natürlichen Rhythmen berücksichtigt. Dazu muss er vorher die Zeiten, zu denen die einzelnen Akupunkturpunkte jeweils geöffnet sind, genau berechnen. Früher wurden hierzu Rechenscheiben verwendet. Heute lassen sich diese Zeiten auch im Internet recherchieren.

Besonders bei der Schmerztherapie, bei Beschwerden des Bewegungsapparates und bei Migräne zeigen diese Techniken eine gute Wirkung.

Massage

Tui Na, die traditionelle Massage, schließt auch Akupressurtechniken mit ein, sie wirkt auf Haut, Muskeln, Nerven und Knochen, mobilisiert das Qi und trägt zur Blockadelösung bei Störungen des Energieflusses bei. Gleichzeitig wird ihr eine positive Wirkung auf die inneren Organe zugeschrieben.

Akupressur

Die Akupressur – die „Druckpunktmassage", ist eine Variante der Akupunktur, jedoch ohne die Zuhilfenahme von Nadeln. Anders als die Akupunktur kann sie auch selbst angewandt werden. Mit ihrer Hilfe können Sie Yin und Yang in Ihrem Körper harmonisieren, das Qi ausgleichen und eine Vielzahl von Beschwerden selbst behandeln. Die Therapie eignet sich allerdings nicht bei Herz-Kreislauf-Erkrankungen, Bluthochdruck, bakteriellen Infektionen oder infektiösen Hauterkrankungen. Auch bei einer Schwangerschaft oder während der Menstruation gibt es Einschränkungen. Konsultieren Sie in diesen Fällen bitte Ihren TCM-Arzt oder Therapeuten.

Vorbereitung zur Selbstbehandlung

Ziehen Sie sich zur Selbstbehandlung in einen ruhigen, gut gelüfteten Raum zurück. Ziehen Sie Ihre Schuhe aus und tragen Sie lockere Kleidung, die Sie nicht beengt. Legen Sie sich dann auf eine Matte oder ein Bett, oder setzen Sie sich aufrecht in einen bequemen Stuhl. Liegen empfiehlt sich besonders bei der Akupressur von Punkten, die sich auf dem Rücken befinden und mit den Händen schwer zu erreichen sind. Legen Sie dazu einen Tennisball auf eine Yogamatte und rollen Sie ihn durch die entsprechende Körperbewegung an die richtige Stelle. Akupressieren Sie alle empfohlenen Punkte nacheinander auf beiden Körperseiten.

Anregende oder dämpfende Wirkung

Je nachdem, ob das Beschwerdebild auf einen Mangel oder einen Überschuss an Qi zurückgeht, soll eine anregende bzw. dämpfende Wirkung erzielt werden.

Anregen

- Wenn Energiemangel vorherrscht – meist bei chronischen, länger anhaltenden Beschwerden, etwa Erschöpfung, Überforderung oder Schwächegefühlen.
- Um einen Punkt anzuregen, massieren Sie ihn mit mittelstarkem Druck im Uhrzeigersinn, also rechtsherum.

Dämpfen

- Bei Beschwerden, die auf einen Energieüberschuss zurückgehen – meist akute Erkrankungen –, sollte die Energie ausgeleitet werden.
- Massieren Sie den Punkt mit leichtem Druck gegen den Uhrzeigersinn, also linksherum.

Grifftechniken

Der Punkt kann mit der Fingerbeere (also der Fingerkuppe), der Fingerspitze, den Knöcheln, den Hand- oder Daumenballen stimuliert werden. Hierbei können die folgenden Techniken zur Anwendung kommen:

- *Reiben:* Reiben Sie mit der Handfläche oder dem Daumen leicht die Haut, bis sich der jeweilige Bereich etwas erwärmt.
- *Kneten:* Zupfen, bewegen oder drücken Sie die Muskulatur mit den Fingern oder den Daumen.

- *Drücken:* Drücken Sie mit Ihrem Daumenballen oder mit mehreren Fingern gleichzeitig auf einen Akupunkturpunkt. Steigern Sie den Druck langsam und lassen Sie dann ebenso langsam wieder los. Sie können auch kreisend drücken. Dabei setzen Sie die Daumen, Zeige- oder Mittelfinger auf den jeweiligen Punkt und massieren Sie ihn kreisförmig.
- *Klopfen:* Wenden Sie diese Technik am Ende der Behandlung an. Klopfen Sie dabei mit der Seitenfläche des kleinen Fingers oder der geballten Faust auf den jeweiligen Punkt.

Wichtige Hinweise für die Massage

- Behandeln Sie einen Punkt jeweils drei bis fünf Minuten lang. Wiederholen Sie die Druckpunktmassage dann zweimal am Tag.
- Kleine Kinder oder Babys sollten nicht länger als dreißig Sekunden akupressiert werden.
- Bei älteren Menschen kann hingegen eine längere Druckdauer empfehlenswert sein; behandeln Sie den Punkt jedoch nicht länger als 15 Minuten.
- Löst die Behandlung Schwindelgefühle oder Kopfschmerzen aus, brechen Sie die Selbstbehandlung ab und konsultieren Sie Ihren TCM-Arzt.

Ernährung

Die Ernährung hat einen besonderen Stellenwert in der chinesischen Kultur. Die Ernährungslehre dient vor allem dazu, fit und gesund zu bleiben und Krankheiten vorzubeugen – ein besonderes Anliegen der Traditionellen Chinesischen Medizin.

In der chinesischen Kultur kommt den Organen der Verdauung – Milz und Magen – eine herausragende Bedeutung zu. Die Organe der „Mitte“ tragen einen Großteil zu Gesundheit, Wohlbefinden und Lebensfreude bei. Magen-Darm-Beschwerden werden deshalb immer als ernst zu nehmende Störungen betrachtet. Das komplexe Thema der chinesischen Ernährungslehre kann im Folgenden nur kurz angedeutet werden, zur Diätetik findet sich jedoch ein reichhaltiges Literaturangebot.

Unser Organismus interagiert mit den jeweiligen Eigenschaften der Nahrungsmittel, deshalb ist es so bedeutsam, darauf zu achten, was wir tagtäglich zu uns nehmen. Jedem Nahrungsmittel wird ein bestimmter Charakter zugeschrieben und je nach Kontext eine bestimmte Tendenz. Wichtig ist die Zuordnung im Rahmen der fünf Elemente, Klima und Jahreszeiten spielen eine bedeutende Rolle. Eine kühlende Kost, etwa rohe, frische oder getrocknete Früchte, ist im Sommer angeraten, eine wärmende, etwa geschmortes oder scharf gewürztes, gegrilltes Fleisch ist tendenziell eher im windigen, kalten, feuchten Winter empfehlenswert. Nahrungsmittel, die Hitze oder Kälte, Feuchtigkeit oder Trockenheit entgegenwirken, können unseren Körper stärken und gegen Witterungseinflüsse schützen.

Temperatur, Farbe, Aroma und Geschmack sollten einen harmonischen Gesamteindruck hinterlassen. Hell und dunkel, mild und scharf, kalt und heiß bilden bei einem Gericht eine perfekte Komposition. Sie spiegelt die Harmonie des Universums wider.

Ein Ungleichgewicht der Yin- und Yang-Anteile im Organismus kann durch einen gezielten Einsatz von Nahrungsmitteln und deren sorgsame Zubereitung ausgeglichen werden. Individuelle Rezeptzusammenstellungen, die auf das jeweilige Bedürfnis des Patienten abgestimmt sind, beeinflussen die Organkreise und harmonisieren Qi, Blut und Säfte. Würzige, bittere und salzige Nahrungsmittel wirken beispielsweise Qi entstauend, bittere und saure Nahrungsmittel Blut entstauend. Als Qi auffüllend gelten süße und milde Nahrungsmittel. Generell gilt:

- kühlen bei Hitze,
- trocknen bei Feuchtigkeit,
- füllen bei Mangel,
- leeren bei Verstopfung.

Während abends nur kleine Mahlzeiten eingenommen werden sollten, da die Verdauungsorgane nachts nur im Schongang arbeiten, sollte das Frühstück immer reichhaltig ausfallen. Die TCM empfiehlt, morgens bereits eine warme Mahlzeit einzunehmen, am besten eine Suppe. Bevorzugt werden zudem warme, kurz gegarte Gerichte mit wenig Fett, da sie den Stoffwechsel nicht unnötig belasten. Angeraten wird generell auch der Verzehr von reichlich leicht gegartem Getreide und Gemüse sowie frischen Früchten. Dazu können nach Belieben kleine Mengen an Fleisch, Fisch und Milchprodukten kombiniert werden; zu viele Milchprodukte begünstigen allerdings die Schleimansammlung im Körper. Wichtig bei der Rezeptzusammenstellung ist immer die Ausgewogenheit. Auch scharfe und heiße Nahrungsmittel sollten nur in Maßen genossen werden. Als Getränk eignet sich Tee.

Essen Sie bewusst!

Setzen Sie sich zu den Mahlzeiten immer hin. Konzentrieren Sie sich ganz aufs Essen, kauen Sie gründlich und bewusst. Schließen Sie alle störenden Faktoren aus, und blenden Sie belastende Gedanken und Gefühle während der Mahlzeiten nach Möglichkeit aus. Nehmen Sie sich Zeit und Muße, jede Mahlzeit zu genießen, am besten in harmonischer, geselliger Runde, mit Freunden und Familie.

Bewegungslehren

Qigong, Yoga und Tai-Chi sind chinesische Bewegungs-, Atem-, Konzentrations- und Meditationsübungen. Durch die langsamen kontrollierten Bewegungen, z.B. beim Tai-Chi, steigern sich bei regelmäßiger Anwendung Koordination und Flexibilität. Die Achtsamkeit auf den eigenen Körper erhöht sich. Ernährungslehre, Massage und Bewegungsübungen werden häufig ergänzend eingesetzt.

Qigong

Unter dem chinesischen Begriff „Qigong" wird ein breites Spektrum von zum Teil 3000 Jahre alten Übungen zusammengefasst, die für unser Wohlbefinden und unsere Ausgeglichenheit sorgen sollen. „Gong" bedeutet übersetzt „Arbeit", „Mühe", „Ausdauer" oder „mit viel Mühe erreichte Geschicklichkeit". Vereinfacht heißt „Qi-Gong" also „Arbeit mit dem Qi" – wir müssen folglich regelmäßig etwas tun, um unsere Gesundheit zu erhalten und zu stärken. Das gilt insbesondere zu Zeiten, in denen wir vermehrt unter Stress oder Erschöpfungszuständen leiden. In der Folge staut sich das Qi und kann nicht mehr ungehindert durch die Meridiane fließen. Die Organe arbeiten nicht mehr harmonisch zusammen – wir fühlen uns müde und erschöpft. Qigong-Übungen sorgen für einen freien Qi-Fluss und leisten dadurch einen wichtigen Beitrag zur Prävention von Krankheiten.

Durch die langsam ausgeführten Bewegungen soll das Qi mithilfe unseres Bewusstseins gezielt in bestimmte Richtungen gelenkt werden. Wir leiten verbrauchtes Qi aus dem Körper aus und nehmen frische Energie auf. Mithilfe spezieller

Atemtechniken und ohne irgendeinen inneren Druck auf uns auszuüben, sammeln und klären wir unseren Geist. Der Körper entspannt sich, und gleichzeitig steigert sich unsere Leistungsfähigkeit.

Durch Qigong-Übungen wird das Qi harmonisiert, bewahrt und gestärkt. Unser Atem, die Verdauung und unser Bewegungsapparat werden unterstützt, das positive Lebensgefühl gestärkt. Auch bei chronischen Krankheiten und Beschwerden mit Bewegungseinschränkung kann Qigong unterstützend eingesetzt werden.

Um die Bewegungsabläufe zu erlernen, ist es am Anfang sinnvoll, täglich zu üben. Wenn Sie den Ablauf verinnerlicht haben, konzentrieren Sie sich darauf, während der Bewegungen in sich hineinzuspüren – fokussieren Sie sich auf den Atem und das Qi. Diese Kombination aus leicht zu erlernenden Bewegungsabläufen und der fokussierten Aufmerksamkeit macht Qigong zu einem wirksamen Therapiemittel.

Die meisten Übungen werden in einem fast zeitlupenartigen Tempo ausgeführt. Unser wichtigstes Energiezentrum ist das „Dantian“ etwa eine Handbreit unterhalb des Bauchnabels. Am Beginn und Ende einer Übungseinheit konzentrieren wir uns auf diesen Punkt, um uns zu erden und zu zentrieren. Hier sollte der Schwerpunkt der Bewegung liegen.

Grundsätzlich unterscheidet man zwei Arten, in denen Yin (Ruhe) und Yang (Bewegung) geübt werden:

- *„Qigong der Ruhe“:* Hier steht der Atem im Mittelpunkt. Die Übung wird im Sitzen, Stehen oder Liegen ausgeführt. Die ruhigen Bewegungen ermöglichen eine intensivere Wahrnehmung der inneren Bewegung.
- *„Qigong der Bewegung“:* Hier werden durch fließende und geschmeidige Bewegungen Gedanken und Gefühle, Qi und körperliche Kraft in Einklang gebracht.

So üben Sie richtig!

- → Ähnlich wie beim Meditieren sollte Ihr Geist zur Ruhe kommen. Das erfordert allerdings einige Übung. Trainieren Sie aufmerksam, achtsam und bewusst. Versuchen Sie immer, ganz im gegenwärtigen Moment zu sein.
- → Konzentrieren Sie sich auf Ihre Atmung – achten Sie darauf, wie sich beim Einatmen Ihr Bauch hebt und beim Ausatmen senkt. Atmen Sie durch die Nase ein und durch den Mund wieder aus. Die Atmung sollte langsam, tief, sanft und gleichmäßig erfolgen.
- → Betrachten Sie sich selbst und Ihre Umwelt mit Gelassenheit, Zuversicht und Wohlwollen, denn Ihre geistige Einstellung spiegelt sich in Ihrer körperlichen Haltung wider.
- → Ihre Haltung sollte natürlich sein, der Oberkörper locker und entspannt. Die Schwere sinkt durch die Fußsohlen in den Boden. Die Bewegungsabläufe sollten fließend, rund, in Ruhe und langsam erfolgen, ganz ohne jeden Druck oder Eile.
- → Idealerweise sollten Sie im Freien üben, in einer angenehmen, ruhigen Umgebung. Sollte es draußen zu kalt sein, können Sie die Übungen auch zu Hause in einem ruhigen Raum ausführen.
- → Wie oft und wie lange Sie üben, hängt letztlich allein von Ihnen und Ihrem Bedürfnis ab. Empfehlenswert sind täglich mindestens 30 Minuten, am besten direkt nach dem Aufstehen.

Für alle im Kapitel „Die Partnermeridiane im Zweistundenrhythmus“ vorgestellten Übungen gilt die nun folgende Grundhaltung – vorbereitend sollte dazu auch die erste kleine Übung absolviert werden:

Grundhaltung und vorbereitende Übung

Atemübungen für jeden Tag

❶ Stellen Sie sich in den schulterbreiten Stand.

❷ Der Körper ist locker und gelöst. Sie lächeln, sind heiter und entspannt.

❸ Schauen Sie geradeaus. Die Arme sind angewinkelt. Ihre Handflächen zeigen im Abstand von etwa 20 Zentimetern auf Brusthöhe zueinander.

❹ Jetzt drehen Sie die Arme und Hände nach außen und öffnen so Ihre Hände fünf- bis zehnmal vor der Brust.

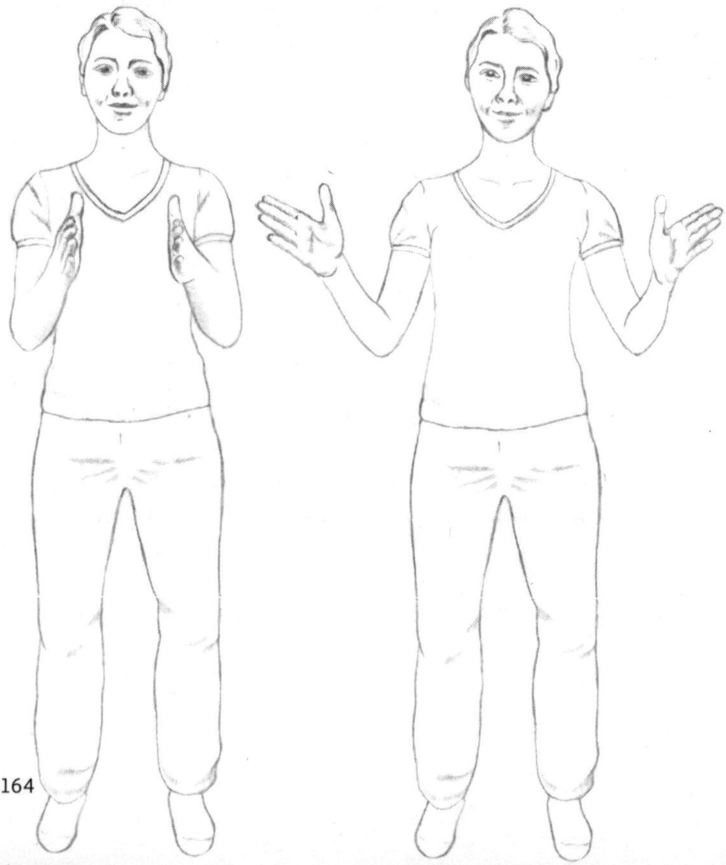

Tai-Chi-Chuan

Das sogenannte „Schattenboxen“ ist seit Jahrhunderten in China populär – bei Sonnenaufgang treffen sich viele Chinesen auf öffentlichen Plätzen, um die langsamen und fließenden Bewegungen gemeinsam zu praktizieren. Erstmals fand es im Quan Jing, im „Buch des Faustkampfs“ des Ming-Generals Qi Jiguang (1528–1587) Erwähnung. Derjenige, der regelmäßig Tai-Chi-Chuan-Übungen absolviert, soll laut chinesischer Lehre den geistigen Frieden eines Weisen, die körperliche Robustheit eines Holzfällers und die Geschmeidigkeit eines Babys erlangen.

Tai-Chi-Chuan beugt Blockaden und Stauungen des Qi vor und harmonisiert seinen Fluss. Neben erhöhter Konzentrationsfähigkeit, Ruhe und Ausgeglichenheit verhilft regelmäßiges Training dazu, Muskeln, Sehnen, Knochen und Gelenke zu stärken und sich bis ins hohe Alter Gelenkigkeit und Flexibilität zu bewahren. Auch bei depressiven Verstimmungen und Angstzuständen kann die Technik unterstützend eingesetzt werden.

Der langsame Rhythmus, die fließenden, fortlaufenden Bewegungen spiegeln den ständigen Wandel von Yin und Yang wider. Jede Bewegung besitzt ihren Gegenpart. Auf ein Heben folgt ein Senken, auf ein Vorwärts ein Rückwärts, auf eine schließende Bewegung eine sich öffnende Bewegung, auf ein Sammeln von Energie ein Aussenden von Energie.

So üben Sie richtig!

- → Stellen Sie sich aufrecht hin, mit leicht gebeugten Knien.
- → Die Übungen werden in Zeitlupe ausgeführt – fließend, kreisförmig und von langsamer, gleichbleibender Geschwindigkeit.

- Schultern und Ellenbogen bleiben locker und entspannt. Die Schwere des Körpers soll nach unten sinken.
- Alle Körperteile fungieren als Einheit – ist ein Teil des Körpers in Bewegung, ist der ganze Körper in Bewegung. Ist ein Körperteil in Ruhe, ist der ganze Körper in Ruhe.
- Der Wechsel von Yin und Yang soll ganz bewusst vollzogen werden.
- Das Tai-Chi-Chuan dient auch als Atemübung. Atmen Sie tief durch die Nase ein und aus. Das Einatmen erfolgt bei schließenden Bewegungen, das Ausatmen bei öffnenden Bewegungen.

Für alle im Kapitel „Die Partnermeridiane im Zweistundenrhythmus" vorgestellten Übungen gilt folgende Vorbereitung und Grundstellung:

Vorbereitung

1. Ihre Füße stehen hüftbreit auseinander. Stellen Sie Ihre Fußspitzen leicht einwärts. Ihr Körpergewicht ruht auf dem vorderen Teil Ihrer Füße.
2. Die Arme hängen locker an den Seiten. Ihre Knie sind leicht gebeugt und zeigen ein wenig zueinander. Halten Sie Ihren Rücken gerade. Der Blick ist nach vorn gerichtet.

Grundstellung

❶ Führen Sie nun etwa auf Brusthöhe Ihre Hände mit den Fingerspitzen zueinander, mit den Handflächen zum Körper. Der Abstand zwischen Ihren Fingerspitzen beträgt etwa zehn Zentimeter.

❷ Atmen Sie langsam und tief. Schließen Sie leicht Ihre Augenlider und lassen Sie Ruhe in Ihr Gemüt einziehen. Verharren Sie fünf bis zehn Minuten lang in dieser Position.

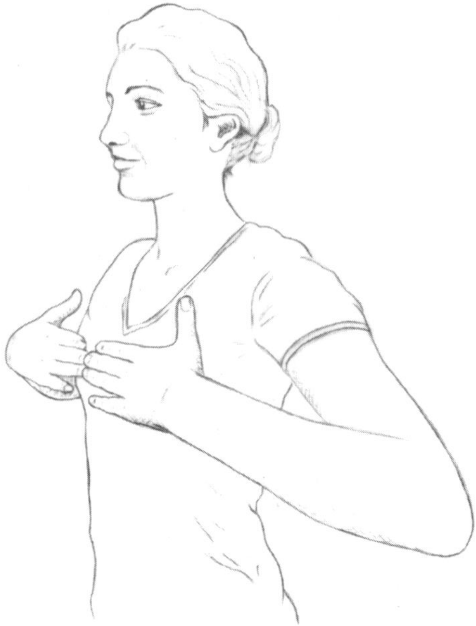

Anhang

Tabellarische Übersicht mit Zeiten und Funktionen der jeweiligen Organe

Organkreis	Lunge	Dickdarm
Höchste Aktivität	3–5 Uhr	5–7 Uhr
Ruhezeit	15–17 Uhr	17–19 Uhr
Partnermeridian	Dickdarm	Lunge
Yin-/Yang-Organ	Yin	Yang
Element	Metall	
Jahreszeit	Herbst	
Himmelsrichtung	Westen	
krank machendes Klima	Trockenheit	
belastende Emotion	Trauer	
Gewebe	Haut, Körperbehaarung	
Sinnesorgan	Nase (riechen)	
Körperflüssigkeit	Schleim	
Geschmacksrichtung	scharf, pikant	
Gesichtsfarbe bei Krankheit	bleich, weiß	
Geruch bei Krankheit	verdorben, verrottet, fischig	
Lebensalter	beginnendes Alter	
Hauptfunktion	· reguliert die Atemfunktion · sorgt für die Zirkulation von Qi und Blut · schützt vor krank machenden Einflüssen · reguliert die Temperatur und die Feuchtigkeit des Körpers	· entfernt Abfallstoffe · scheidet auch im seelischen Bereich überflüssige, belastende Dinge aus · bildet eine Schutzbarriere vor Krankheitserregern · unterstützt den Flüssigkeitshaushalt des Körpers

Organkreis	**Magen**	**Milz**
Höchste Aktivität	7–9 Uhr	9–11 Uhr
Ruhezeit	19–21 Uhr	21–23 Uhr
Partnermeridian	Milz	Magen
Yin-/Yang-Organ	Yang	Yin
Element	Erde	
Jahreszeit	Spätsommer	
Himmelsrichtung	Mitte	
krank machendes Klima	Feuchtigkeit	
belastende Emotion	Grübeln, Sorge	
Gewebe	Muskeln, Binde- und Fettgewebe	
Sinnesorgan	Mund, Lippen (schmecken)	
Körperflüssigkeit	Speichel	
Geschmacksrichtung	süß	
Gesichtsfarbe bei Krankheit	gelblich	
Geruch bei Krankheit	süßlich, unangenehm	
Lebensalter	mittleres Lebensalter	
Hauptfunktion	· sorgt für die Aufnahme und den Weitertransport der Speisen · wirkt mit an der Bildung des Nahrungs-Qi · ist verantwortlich auch für seelisch-geistige Nahrung und die Aufnahme geistiger Eindrücke	· regiert den Transport und die Umwandlung der Nahrung · extrahiert und verteilt die darin enthaltene Lebensenergie Qi und die Säfte · trennt auch im geistig-seelischen Bereich Klares von Trübem · Quelle der nachgeburtlichen Essenz (Jing) · hält innere Organe, Muskeln und Gewebe an ihrem Platz

Organkreis	Herz	Dünndarm
Höchste Aktivität	11–13 Uhr	13–15 Uhr
Ruhezeit	23–1 Uhr	1–3 Uhr
Partnermeridian	Dünndarm	Herz
Yin-/Yang-Organ	Yin	Yang
Element	Feuer	
Jahreszeit	Sommer	
Himmelsrichtung	Süden	
krank machendes Klima	Hitze	
belastende Emotion	übermäßige Freude	
Gewebe	Blutgefäße	
Sinnesorgan	Zunge	
Körperflüssigkeit	Schweiß	
Geschmacksrichtung	bitter	
Gesichtsfarbe bei Krankheit	rötlich-violett	
Geruch bei Krankheit	versengt, verbrannt	
Lebensalter	Adoleszenz	
Hauptfunktion	· sichert die Versorgung aller Organe und herrscht über die Blutzirkulation · beherbergt den Geist (Shen) · ist verantwortlich für das emotionale Gleichgewicht, die Harmonie unserer Seele und unserer Gefühle	· spaltet den Nahrungsbrei auf und trennt somit Reines von Unreinem · ähnlich trennt er Eindrücke und Gedanken in nützliche und schädliche · schützt das Herz-Qi und leitet überschüssige Hitze aus

Organkreis	Blase	Niere
Höchste Aktivität	15–17 Uhr	17–19 Uhr
Ruhezeit	3–5 Uhr	5–7 Uhr
Partnermeridian	Niere	Blase
Yin-/Yang-Organ	Yang	Yin
Element	Wasser	
Jahreszeit	Winter	
Himmelsrichtung	Norden	
krank machendes Klima	Kälte	
belastende Emotion	Angst, Stress	
Gewebe	Knochen	
Sinnesorgan	Ohr	
Körperflüssigkeit	Urin	
Geschmacks-richtung	salzig	
Gesichtsfarbe bei Krankheit	bläulich	
Geruch bei Krankheit	faulig	
Lebensalter	Greisenalter	
Hauptfunktion	· nimmt unerwünschte Abfallstoffe, also „unreine Flüssigkeit“ auf, speichert sie zeitweise und entsorgt sie dann in Form von Urin	· speichert Essenz (Jing), Wurzel und Quelle des Lebens · Sitz des vorgeburtlichen Qi, der ererbten Konstitution · steuert Geburt, Wachstum, Alterungsprozess und Fortpflanzung · reguliert den Energiehaushalt des Körpers · verleiht uns die Energie und Fähigkeit, Stress zu meistern und unsere Ziele im Leben zu erreichen · regiert Körpersäfte

Organkreis	Perikard	Dreifacher Erwärmer
Höchste Aktivität	19–21 Uhr	21–23 Uhr
Ruhezeit	7–9 Uhr	9–11 Uhr
Partnermeridian	Dreifacher Erwärmer	Perikard
Yin-/Yang-Organ	Yin	Yang
Element	Feuer	
Jahreszeit	nimmt eine Sonderstellung ein	
Himmelsrichtung		
krank machendes Klima		
belastende Emotion		
Gewebe		
Sinnesorgan		
Körperflüssigkeit		
Geschmacks-richtung		
Gesichtsfarbe bei Krankheit		
Geruch bei Krankheit		
Lebensalter		
Hauptfunktion	· „Wächter des Herzens“, umhüllt und schützt es · verhindert das Eindringen pathogener und schädlicher Faktoren in das Herz · hält Emotionen im Gleichgewicht · sorgt für Vergnügen und Entspannung	· innere Quelle der Lebensenergie Qi, sammelt und verteilt es im Körper · regelt Zusammenspiel der drei Brenner: oberer E. erwärmt Herz und Lunge und kontrolliert die Atmung; mittlerer E. wacht über Verdauung; unterer E. kontrolliert Ausscheidung · kontrolliert den Geist und die inneren Organe · sorgt für den harmonischen Ablauf aller Körperprozesse und für unser inneres Gleichgewicht

Organkreis	Gallenblase	Leber
Höchste Aktivität	23–1 Uhr	1–3 Uhr
Ruhezeit	11–13 Uhr	13–15 Uhr
Partnermeridian	Leber	Gallenblase
Yin-/Yang-Organ	Yang	Yin
Element	Holz	
Jahreszeit	Frühling	
Himmelsrichtung	Osten	
krank machendes Klima	Wind, Sturm	
belastende Emotion	Wut, Zorn	
Gewebe	Sehnen, Bänder	
Sinnesorgan	Auge (sehen)	
Körperflüssigkeit	Tränen	
Geschmacksrichtung	sauer	
Gesichtsfarbe bei Krankheit	oliv, grünstichig	
Geruch bei Krankheit	säuerlich, ranzig	
Lebensalter	Geburt und Wachstum	
Hauptfunktion	· Die Gallenblase unterstützt die Aufgaben des Funktionskreises Leber, hier wird die von der Leber produzierte Gallenflüssigkeit gespeichert. · trägt mit dazu bei, das Qi zu verteilen; hält die Qi-Bahnen offen und sorgt so zusammen mit der Leber für einen ungehinderten Fluss des Qi · regiert über die Entscheidungsfähigkeit, gibt uns Mut, neue Wege einzuschlagen	· maßgeblich an der Verteilung von Qi und Blut im Organismus beteiligt · kontrolliert Sehen, Muskeln, Bänder, Gelenke und gewährleistet ihre Versorgung mit Blut · „Haus der Seele" - die aktive, kreative Kraft in uns, hält die Emotionen im Gleichgewicht · zuständig für die Sehkraft

Literaturverzeichnis

Beinfield, Harriet/Korngold, Efrem: *Traditionelle Chinesische Medizin. Grundlagen – Typenlehre – Therapie.* Deutscher Taschenbuch Verlag, München 2009

Fischer, Toni: *Chronobiologie und zeitabhängige Wirksamkeit der Akupunktur, Chinesische Medizin, Nr. 4.* Urban & Vogel 2008

Guo, Aiting et al.: *Geprüfte Sammlung von Einzelrezepturen.* Verlag für Wissenschaft und Technologie Beijing, Peking 1999

Li, Wu: *Das Buch der Chinesischen Heilkunst. Bewährtes Wissen aus dem Reich der Mitte.* Mankau Verlag, Unterammergau, 4. Auflage 2026

Li, Wu: *Heiltees für Körper, Geist und Seele. Über 300 wirksame Rezepturen aus den traditionellen Heilkulturen Chinas und Europas.* Mankau Verlag, Unterammergau, 4. Auflage 2024

Li, Yongkang: *Heilen mit Chinatees. 50 bewährte Rezepte gegen Übergewicht, Erschöpfung und zu hohes Cholesterin.* Midena Verlag, Augsburg 1997

Lorenzen, Udo: *Der richtige Punkt zur rechten Zeit – kosmologische Spekulationen im alten China als Grundlage der Chronoakupunktur.* Ausbildungszentrum Nord

Maoshing, Ni (Hrsg.): *Der Gelbe Kaiser. Das Grundlagenwerk der Traditionellen Chinesischen Medizin.* Knaur, München 2011

Schmincke, Christian: *Chinesische Medizin für die westliche Welt.* Springer Medizin Verlag, Heidelberg 2012

Spork, Peter: *Das Uhrwerk der Natur. Chronobiologie – Leben mit der Zeit.* Rowohlt Verlag GmbH

Stuhlmacher, Joachim: *Das große Handbuch der chinesischen Naturheilkunde.* Windpferd, Aitrang 1998

Wong, Ming: *Handbuch der Chinesischen Pflanzenheilkunde.* Hermann Bauer Verlag, Freiburg i. Br. 1978

Bezugsquellen für chinesische Heilkräuter

Kräuter Royal International
Revaler Str. 2
81677 München
Tel.: 0 89-91 07 58 54
Fax: 0 89-99 97 98 95
Email: info@kraeuterroyal.com
www.kraeuterroyal.com

Nebona Gewürze
Tel.: 0 89-8 98 13 30
Fax: 0 89-89 81 33 11
Email: shop@nebona-gewuerze.de
www.nebona.de

Pharao Apotheke
Fritz-Meyer-Weg 55
81925 München
Tel.: 0 89-95 51 07
Fax: 0 89-9 57 62 45
Email: kontakt@pharaoapotheke.de
www.pharaoapotheke.de

St. Johannis Apotheke
Wörthstraße 43
81667 München
Tel.: 0 89-44 47 87 70
Fax: 0 89-44 47 87 67
Email: hallo@sanktjohannisapotheke.de
www.sanktjohannisapotheke.de

Danksagung

Allen, die zur Realisierung des vorliegenden Buches beigetragen haben, möchte ich an dieser Stelle herzlich danken. Besonderer Dank gebührt dabei Prof. Wang Yingqiu, Präsident der East-West Medicine University in San Francisco, sowie Prof. TCM Lü Guangrong, Präsident a. D. der Yunnan-TCM-Universität, für ihre wissenschaftliche Unterstützung und Frau Lin Fan, Projektmanagerin, für die Übersetzung, Koordination und technische Unterstützung. Nicht zuletzt danke ich Prof. Li Fan und Brigitte Barich für die Bereitstellung und Lieferung von Ressourcen und Material.

Prof. TCM (Univ. Yunnan) Li Wu

München, Mai 2014

Zum Autor

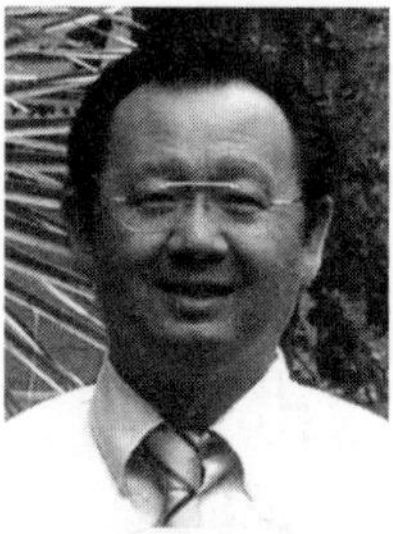

Li Wu, geboren 1966, ist Doktor der Traditionellen Chinesischen Medizin (TCM). In Deutschland ist er als Heilpraktiker zugelassen und betreibt mit großem Erfolg eine Naturheilpraxis in München. Seine außergewöhnliche Begabung wurde schon früh erkannt und ließ ihm die Ausbildung am weltberühmten Shaolin-Kloster in der chinesischen Provinz Henan zuteilwerden, die er dann später mit einem Medizinstudium an der Universität Peking fortsetzte.

In Deutschland studierte Li Wu Psychologie und Germanistik an der Universität in Passau. Dr. Li Wu ist zudem Qi-Gong-Meister, Professor für TCM an der Universität Yunnan und Professor für Ost-West-Medizin an der Universität in San Francisco; außerdem leitet er das Naturheilkundliche Forschungsinstitut München und ist Vorstandsmitglied des Naturwissenschaftlichen Forschungsverbandes China und des chinesischen Huang Han Medizinverbandes.

Weitere Veröffentlichungen des Autors

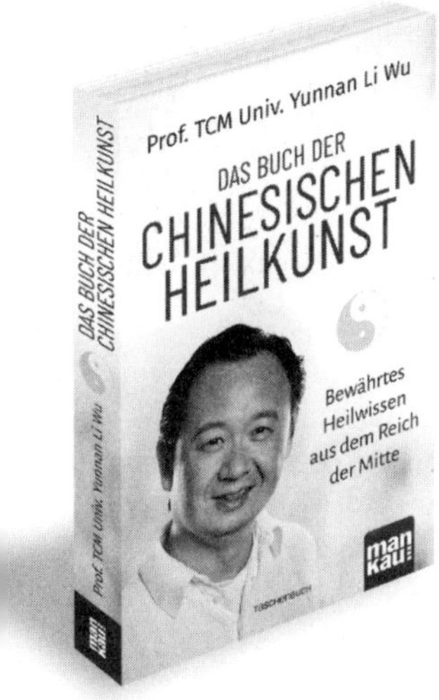

Das Buch der Chinesischen Heilkunst

Bewährtes Heilwissen aus dem Reich der Mitte
Taschenbuch mit Klappen
ISBN 978-3-86374-538-7
E-Book ISBN 978-3-938396-85-8

Sowohl in der Behandlung von Alltagsbeschwerden als auch bei schwer therapierbaren Symptomen und diversen organischen wie seelischen Störungen hat sich die fernöstliche Heilkunst als wirksame Alternative oder Ergänzung zur westlichen Schulmedizin bewährt.

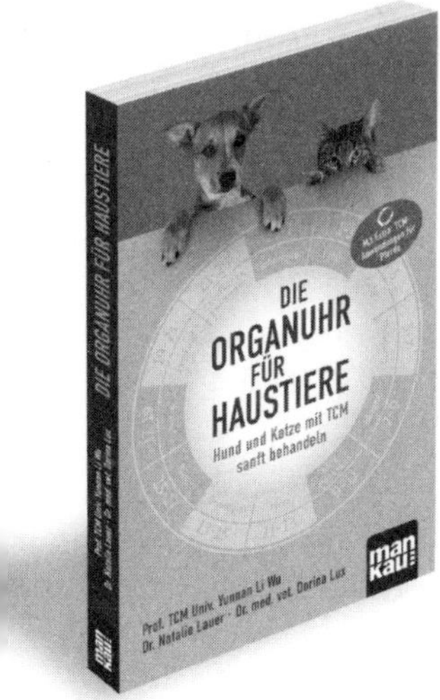

Die Organuhr für Haustiere

Hund und Katze mit TCM sanft behandeln. Mit Extra: TCM-Anwendungen für Pferde
Klappenbroschur
ISBN 978-3-86374-620-9
E-Book ISBN 978-3-86374-622-3

„Das Buch öffnet mit seiner ganzheitlichen Sichtweise einen neuen Blickwinkel auf die Erkrankungen von Hunden, Katzen und Pferden. Akupunkturpunkte sind mit Illustrationen so gut beschrieben, dass auch Tierhalter bei ihrem Tier Akupressur ausprobieren können." www.petdoctors.at

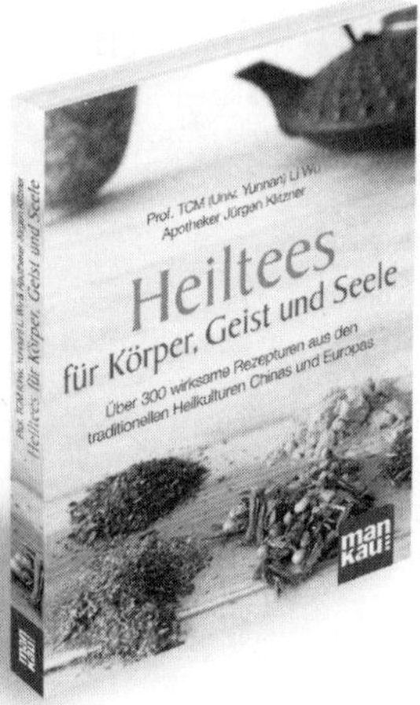

Heiltees für Körper, Geist und Seele

Über 300 wirksame Rezepturen aus den traditionellen Heilkulturen Chinas und Europas
Klappenbroschur, farbig
ISBN 978-3-86374-746-6
E-Book ISBN 978-3-86374-748-0

Li Wu und Jürgen Klitzner gehen einen neuen Weg: Sie führen die beiden großen Traditionen des Heilens zusammen – die 5.000 Jahre alte chinesische Medizin und die fast 2.000 Jahre alten Kenntnisse aus der europäischen Kräuter- und Teebehandlung.

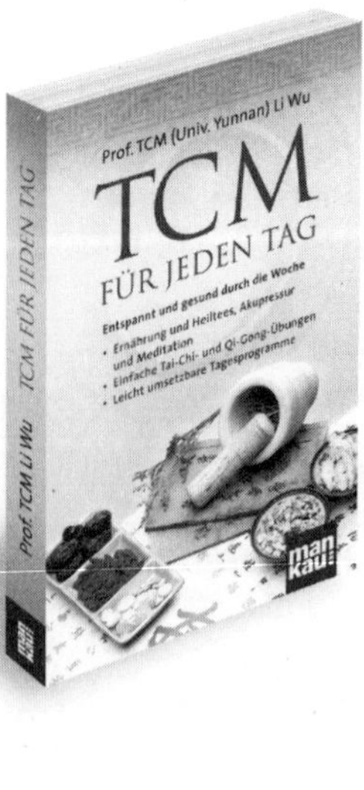

TCM für jeden Tag

Entspannt und gesund durch die Woche
Taschenbuch
ISBN 978-3-86374-100-6
E-Book ISBN 978-3-86374-102-0

Nach einer Einführung in die Grundlagen der TCM widmen sich einzelne Tagesprogramme für alle sieben Wochentage jeweils einem Bereich des Körpers. Sie geben konkrete Anleitungen, diesem mit den verschiedenen TCM-Heilverfahren gezielt etwas Gutes zu tun und zu einem besseren Allgemeinbefinden zu gelangen.

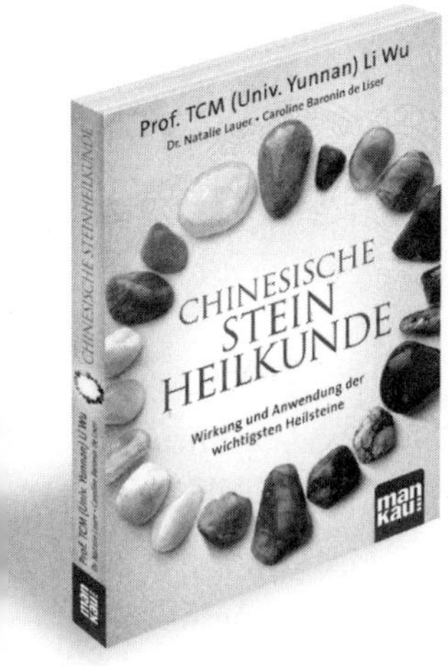

Chinesische Steinheilkunde

Wirkung und Anwendung der wichtigsten Heilsteine
Klappenbroschur, farbig
ISBN 978-3-86374-320-8
E-Book ISBN 978-3-86374-322-2

„Im Buch erfahren Sie alles über die Behandlung verschiedener Beschwerden mit Heilsteinen, welche Steine für therapeutische Zwecke geeignet sind und wie Sie diese am besten anwenden. 220 Seiten Steinheilkunde, spannend für alle, die daran glauben." Paracelsus Magazin

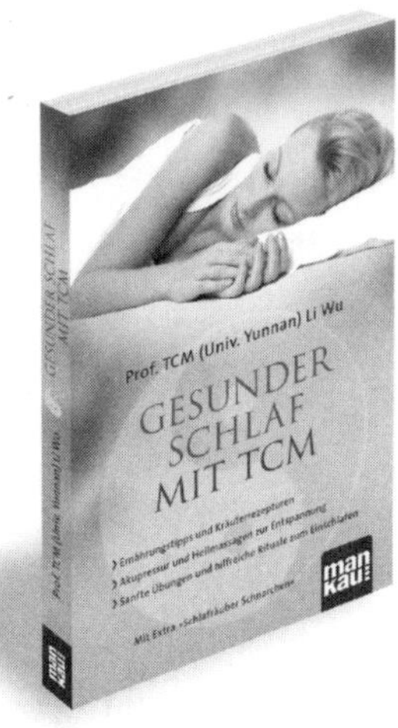

Gesunder Schlaf mit TCM

Ernährungstipps und Kräuterrezepturen – Akupressur und Heilmassagen zur Entspannung – Sanfte Übungen und hilfreiche Rituale zum Einschlafen.
Mit Extra: Schlafräuber Schnarchen
Taschenbuch
ISBN 978-3-86374-214-0
E-Book ISBN 978-3-86374-216-4

Dieser Ratgeber gibt einen praxisnahen Überblick über die verschiedenen Anwendungsmöglichkeiten und Heilverfahren der TCM, die Entspannung und einen gesunden Schlaf fördern. Mit vielen konkreten Anleitungen und Tipps!

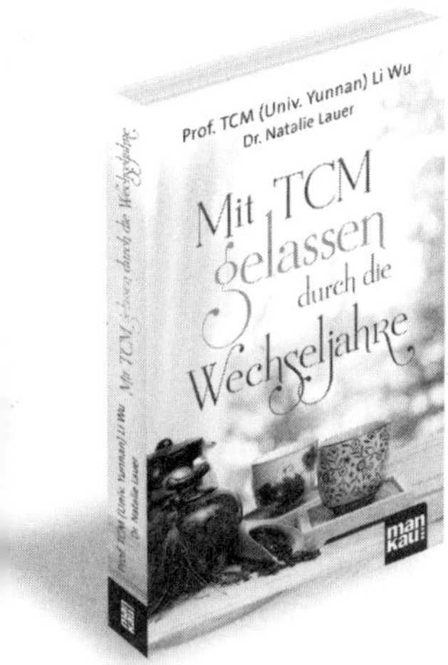

Mit TCM gelassen durch die Wechseljahre

Klappenbroschur

ISBN 978-3-86374-465-6
E-Book ISBN 978-3-86374-467-0

Nach Auffassung der Traditionellen Chinesischen Medizin (TCM) werden die Beschwerden durch ein energetisches Ungleichgewicht von Yin und Yang in den Organen ausgelöst. Statt mit Hormonersatzpräparaten und Medikamenten massiv in den weiblichen Organismus einzugreifen, kennt die TCM weitaus sanftere Methoden, um die Lebensqualität in der Menopause wirkungsvoll wiederherzustellen.

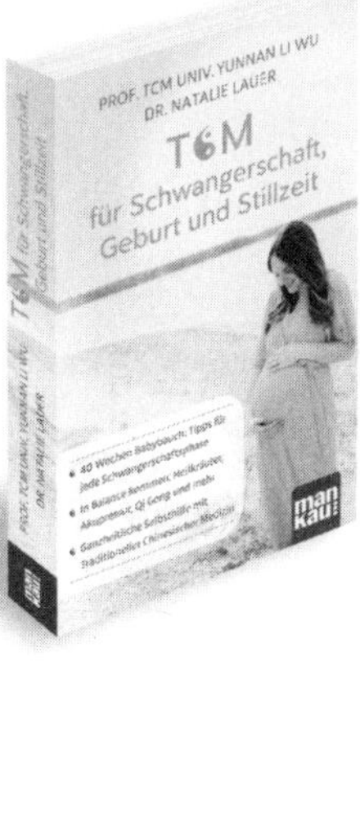

TCM für Schwangerschaft, Geburt und Stillzeit

40 Wochen Babybauch: Tipps für jede Schwangerschaftsphase • In Balance kommen: Heilkräuter, Akupressur, Qi Gong und mehr • Ganzheitliche Selbsthilfe mit TCM

Klappenbroschur

ISBN 978-3-86374-595-0
E-Book ISBN 978-3-86374-597-4

Sanfte Methoden und praktische Tipps aus dem Jahrtausende alten Erfahrungsschatz der TCM: Dieser Ratgeber ist ein wertvoller Begleiter für die werdende Mutter und ihr Baby.

Stichwortregister

P

Q

R

S

T

U

V

W

X

Y

Z